DAS KLEINE HANDBUCH FÜR DIE SCHWANGER SCHAFT

COPPENRATH

EIN WORT VORAB

Es mag befremdlich wirken, dass ein Mann ein Schwangerschaftsbuch für Frauen schreibt. Aber es gibt dafür eine Erklärung: Zuerst habe ich das *Schwangerschaftsbuch für Männer* gemacht. Denn als meine Freundin schwanger war, las ich sehr gerne ihre Von-Woche-zu-Woche-Kalender. Ich war neugierig, was alles genau im Bauch meiner Freundin passierte und wie unser Kind sich während der Schwangerschaft entwickelte. Das Problem aber war, dass diese Kalender von Frauen für Frauen geschrieben sind. Ich bin jedoch ein Mann. Und wie soll ich es sagen … Diese Kalender sind ein bisschen seltsam geschrieben und illustriert mit Bildern von Schmetterlingen und Herzen.

Ich dachte, das könnte ich besser. Et voilà: Das *Schwangerschaftsbuch für Männer* war ein großer Erfolg, und nicht nur in Holland, sondern auch auf Deutsch und Englisch. Aber die größte Überraschung war vielleicht, wie viele schwangere Frauen dieses Buch gerne gelesen haben. Daher kam mir die Idee, auch eine Version für Frauen zu schreiben.

Ein Schwangerschaftsbuch für Frauen also! Und besonders für Frauen, die mehr über die Schwangerschaft erfahren wollen, als was für ein „Wunder" sie ist. Für Frauen, die auch an den kleinen Dingen und den Mechanismen interessiert sind und daran, wie sie genau funktioniert, so eine Schwangerschaft. Und die über sich selber lachen können, denn sein wir mal ehrlich: Schwangere Frauen können es sich selbst – und auch ihren Partnern – ziemlich schwer machen.

Dieses Schwangerschaftsbuch für Frauen hältst du nun in den Händen. Viel Spaß beim Lesen!

Gerard Janssen

INHALT

EINE SACHE NOCH
40 Wochen oder 9 Monate?

Eine durchschnittliche Schwangerschaft dauert ungefähr 40 Wochen. Aber ab wann beginnt man zu zählen? Ein logischer Moment wäre die Befruchtung. Das ist, was Embryologen machen. Aber dieser Augenblick ist oftmals schon für die Frau selber nicht deutlich. Eine Hebamme rechnet daher ab dem ersten Tag der letzten Menstruation. Um Verwirrung vorzubeugen, richten wir uns in diesem Buch nach dem Kalender der Hebamme, da du mit ihr wahrscheinlich mehr zu tun haben wirst als mit einem Embryologen (außer du bist von einem schwanger). Die Methode der Hebammen hat die seltsame Folge, dass man erst in der 3. Woche der Schwangerschaft schwanger ist. Und daher setzt dieses Buch auch erst dort ein.

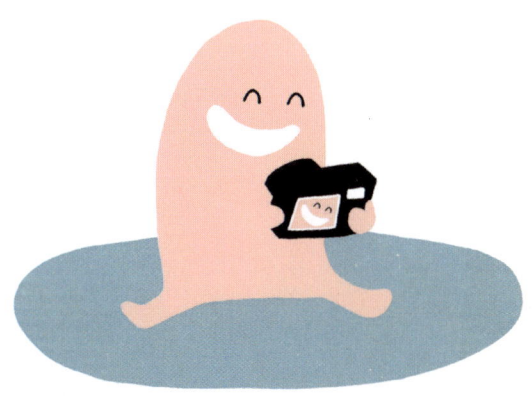

DAS 1.

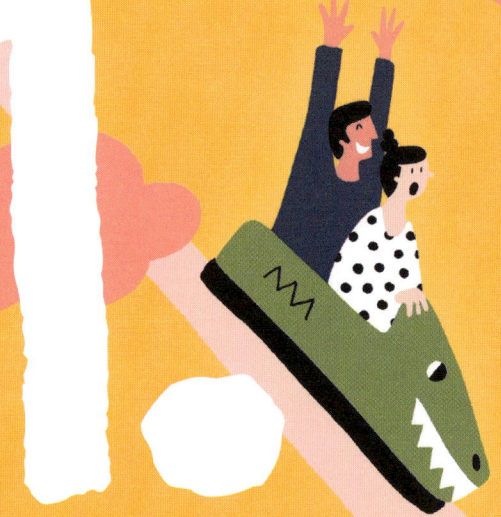

TRIMESTER

Eine Schwangerschaft ist wie ein gutes Theaterstück: Sie geht über drei Akte. Der Vorhang öffnet sich. Die Spannung steigt. Gleich wird etwas geschehen. Und zwar etwas Spektakuläres – mach dich bereit! Vielleicht siehst du noch gar nicht schwanger aus, fühlst dich aber trotzdem schon anders als sonst. In deinem Körper gehen jede Menge Veränderungen vor, weshalb dir manchmal übel sein kann oder du abends früher müde wirst. Für deine Umwelt mag das nicht gerade der aufregendste Teil deiner Schwangerschaft sein, für dich selbst aber umso mehr. In deiner Gebärmutter wächst in den nächsten Monaten aus einer befruchteten Eizelle ein vollständiger Mensch mit Fingern, Augen, Muskeln und sogar schon Stimmbändern heran.

Das Kleine

Vor einiger Zeit hatten sich anderthalb bis drei Millionen Spermien in dir ihren Weg gebahnt. Eine traf ihr Ziel und hat die Wand einer Eizelle überwunden. So eine Eizelle ist aus Sicht eines Spermiums riesig, sie ist eine der größten Zellen des Körpers: ungefähr 0,1 Millimeter groß. Wenn sie vor dir auf dem Tisch liegen würde, könntest du sie wahrscheinlich sogar sehen, jedenfalls wenn du gute Augen hast. Sobald ein Spermium in die Eizelle eingedrungen ist, wird sie vor dem übrigen Sperma hermetisch abgeriegelt. Die DNA-Stränge der beiden Keimzellen bilden die Blaupause eines neuen einzigartigen Lebens (oder von zwei, drei oder mehr Leben, falls es Mehrlinge sind). Einige Stunden nach der Befruchtung findet die erste Zellteilung statt. Von nun an teilen sich die Zellen ungefähr alle zwanzig Stunden. Jeden Morgen, wenn du aufwachst, haben sie sich also schon wieder geteilt.

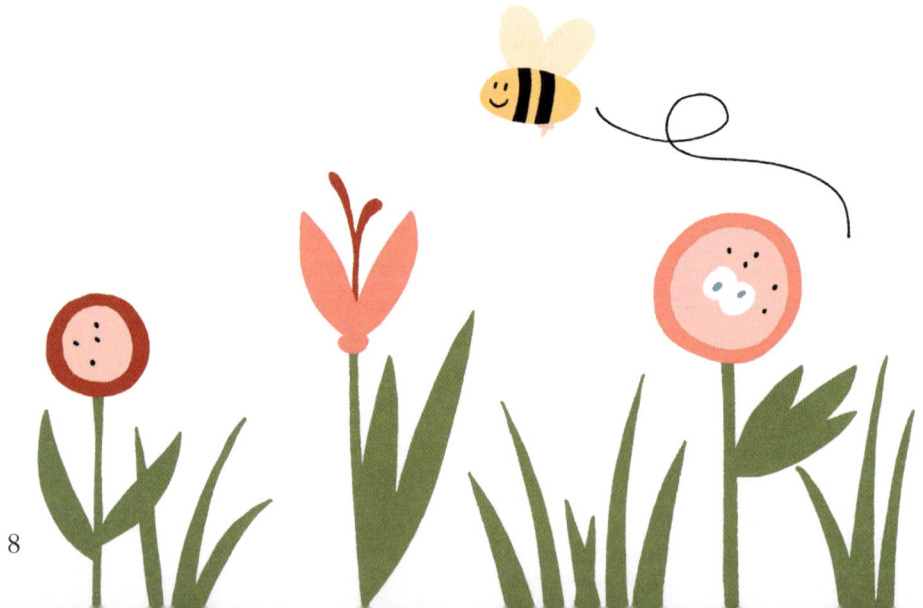

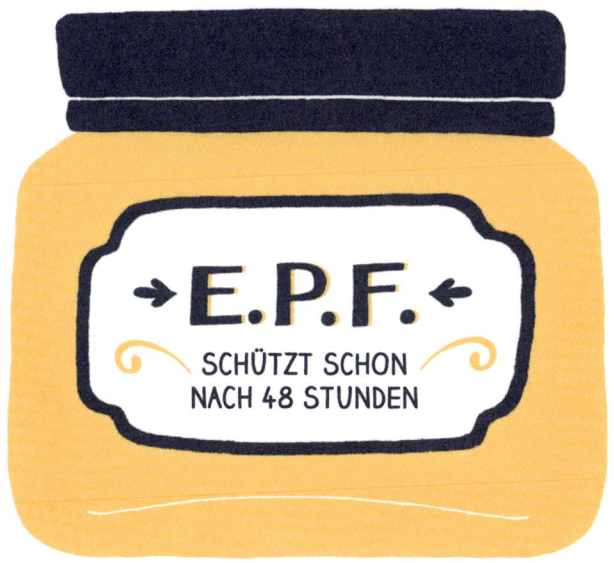

Die Große

Schon in den ersten 48 Stunden nach der Befruchtung produziert dein Körper ein Eiweiß, das die Wissenschaftler EPF getauft haben (Early Pregnancy Factor). Es schützt die Eizelle und verhindert, dass dein Immunsystem sie abstößt. Das EPF macht sich manchmal schon sechs Stunden nach der Befruchtung bemerkbar. Das könnte erklären, warum einige Frauen behaupten, sie hätten kurz nach der Befruchtung „gespürt", dass sie schwanger sind. Die meisten merken allerdings nichts. Schwangerschaftstests schlagen bei EPF nicht an und können daher auch noch nicht anzeigen, dass du schwanger bist.

· 4. WOCHE ·

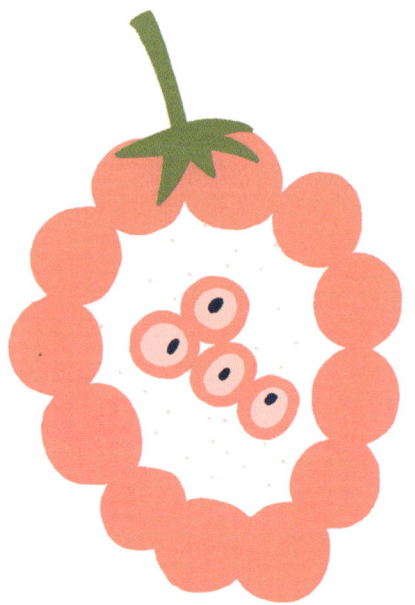

Das Kleine

Nach den ersten Zellteilungen ist ein Mosaik aus kleineren Zellen entstanden, das an eine Himbeere erinnert. Man nennt sie „Morula", was aus dem Lateinischen kommt und „Maulbeere" bedeutet, und später Blastozyste. Mitten in dieser Himbeere bildet sich ein Hohlraum. Von nun an gibt es zwei Arten von Zellen: Zellen, die die Außenhaut der Himbeere bilden, und Zellen in der Mitte des Hohlraums. Aus diesen inneren Zellen wird sich das Baby entwickeln, die äußeren Zellen werden zum Mutterkuchen, der Plazenta. Ungefähr sechs bis zehn Tage nach der Befruchtung produziert die Außenhaut das Hormon hCG. Das ist für den Körper der Schwangeren das Signal, keine Menstruation einzuleiten.

· 4. WOCHE ·

Die Große

Das Hormon hCG veranlasst, dass der Gelbkörper in deinen Eierstöcken das Hormon Progesteron produziert. Progesteron kurbelt das Wachstum der Blutgefäße in der Gebärmutterschleimhaut an, damit sich die befruchtete Eizelle einnisten kann. Schwangerschaftstests reagieren auf hCG: Beim Urintest erscheinen jetzt zwei Striche oder Punkte auf dem Teststreifen. Das hCG ist auch schuld an der morgendlichen Übelkeit, wobei da möglicherweise auch Essgewohnheiten eine Rolle spielen. Einige afrikanische Stämme kennen diese Morgenübelkeit zum Beispiel gar nicht, während in Japan 84 % der Schwangeren darunter leiden. Bei Völkern, die wenig Fleisch und Fisch essen, scheint sie seltener vorzukommen. Auch wer viel Mais isst, leidet scheinbar weniger unter der Spuckerei. Unklar ist, ob die Übelkeit einfach nur eine Nebenwirkung der Hormone ist oder ob sie auch eine Funktion hat. In einer großen Studie haben die Wissenschaftler Paul Sherman und Samuel Flaxman dargestellt, dass durch die Übelkeit der Embryo vor schädlichen Stoffen in der Nahrung der Mutter geschützt werden soll. Schwangerschaftsübelkeit tritt nämlich vor allem in der Phase auf, in der sich die Organe des Babys entwickeln. Forscher der Universitäten Hull und Lincoln kamen allerdings zu einem anderen Ergebnis: Ihre Studie zeigt, dass Schwangere den Geruch giftiger Stoffe nicht unangenehmer finden als nicht schwangere Frauen. Übrigens schwören manche Frauen darauf, dass Ingwer und Vitamin B6 gegen die Übelkeit helfen, auch wenn es dafür keine wissenschaftlichen Beweise gibt.

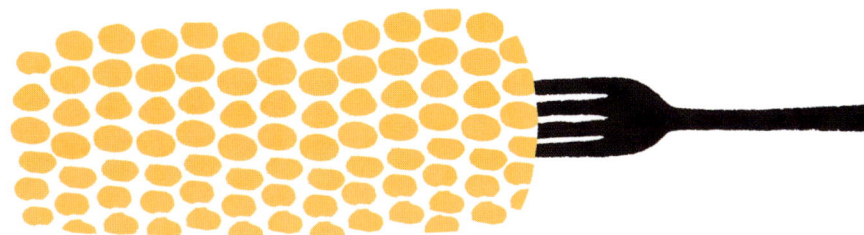

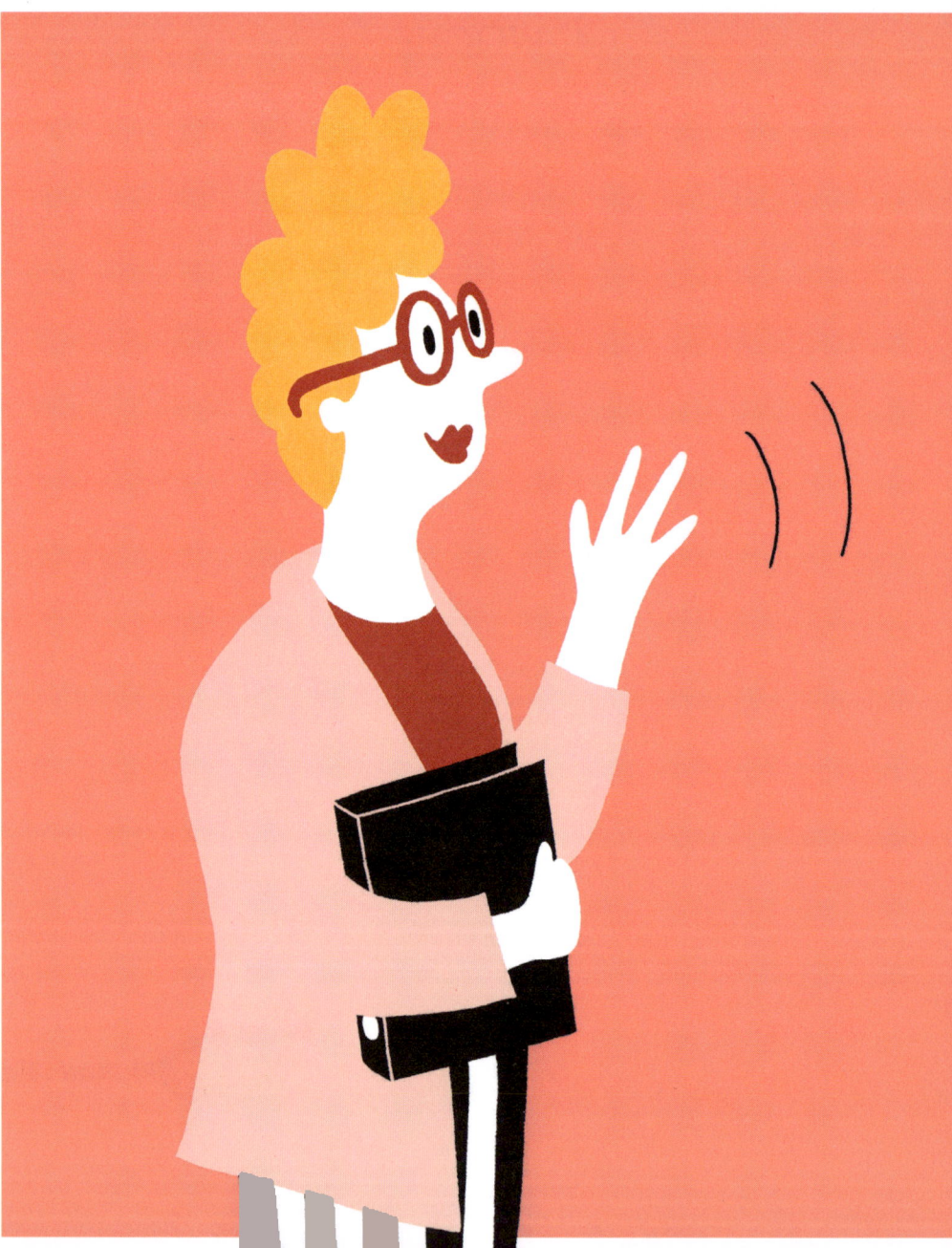

DIE HEBAMME

Schwanger zu sein heißt auch, eine Reihe neuer Menschen kennenzulernen. Allen voran die Hebamme.

Der erste Termin

Deinen ersten Termin bei der Hebamme, der Frauenärztin oder dem Frauenarzt wirst du ungefähr für die achte Schwangerschaftswoche ausmachen. Wenn es möglich ist, nimm deinen Partner mit. Es kann nicht schaden, dass er die Praxis einmal kennenlernt. Zudem hören vier Ohren mehr als zwei. Vor allem, wenn sich einer von euch beiden die ganze Zeit wegträumt … zum eigenen Bauch und zu dem, was sich dort abspielt.
Die Praxiswände von Hebammen und Frauenärztinnen sind meist mit Dutzenden von Geburtsanzeigen geschmückt. Es macht Spaß, sie anzuschauen und zu lesen, welche Namen gerade „in" sind. Aus irgendeinem Grund scheinen es Hebammen auch lustig zu finden, ihre Praxis mit altmodischen Geburtszangen oder einer Gebärmutter aus Plastik samt Fötus zu dekorieren. Auch in Frauenarztpraxen arbeiten oft Hebammen, die einen Teil der Untersuchungen übernehmen.

Die Ärztin oder die Hebamme werden dir jede Menge persönliche Fragen stellen, um herauszufinden, wie es um deine Gesundheit bestellt ist. Gibt es in deiner Familie Lungenkrankheiten, Herz- oder Gefäßerkrankungen oder Diabetes? Nimmst du Medikamente? Leidest du unter psychischen Problemen?

Erklärungen

Die Hebamme wird dir auch viel über gesunde Ernährung und mögliche Untersuchungen während der Schwangerschaft erzählen. In der Regel wird dir bei diesem ersten Termin Blut abgenommen, um deine Blutgruppe samt Rhesusfaktor und den Eisenwert festzustellen und mögliche Infektionskrankheiten auszuschließen. Nach dem ersten Besuch kommst du ungefähr alle vier Wochen wieder. Für die Ultraschalluntersuchungen kannst du zu deiner Frauenärztin gehen, auch wenn du die Vorsorge sonst von deiner Hebamme machen lässt. Beim Ultraschall wird kontrolliert, wie sich die Schwangerschaft entwickelt.

Ultraschall

Rund um die zwölfte Schwangerschaftswoche steht der erste Ultraschall an. Dies ist eine Art Sonar: Akustische Signale, die wir nicht wahrnehmen können, werden im Bauch der Schwangeren reflektiert. Dieser Widerhall kann auf einem Bildschirm sichtbar gemacht werden. Das Ergebnis ist ein verschwommenes Foto des Babys. Die Ärztin misst den Fötus, bestimmt sein genaues Alter und berechnet den Geburtstermin. Das ist genauer, als wenn man ihn über den Zeitpunkt der letzten Periode schätzt. Daher ist es seit Jahren die Standardmethode.
Rund um die 20. und 30. Woche stehen die nächsten Ultraschalls an. So wird regelmäßig geprüft, ob sich das Baby gut entwickelt und ob du genügend Fruchtwasser hast.

Höhepunkt der späteren Besuche ist es, den Herzschlag des Babys zu hören oder auch zu sehen: durch die Lautsprecher des Dopplers, einer Art Spezialmikrofon, oder auf dem Bildschirm des Ultraschallgeräts.

Je länger du schwanger bist, desto öfter wirst du die Hebamme oder Ärztin besuchen. Gegen Ende triffst du sie wöchentlich. In einer großen Praxis wirst du es möglicherweise mit mehreren Hebammen zu tun haben, vielleicht auch mit verschiedenen Ärzten. Bei deinen Besuchen wird geschaut, ob du gesund bist und dich gut fühlst und ob sich das Baby in deiner Gebärmutter richtig entwickelt. Regelmäßig werden dein Blutdruck sowie die Lage und der Herzschlag des Babys überprüft. Bei Komplikationen wird dich die Hebamme auf jeden Fall zur Frauenärztin schicken oder auch ins Krankenhaus. Ist alles gut, kannst du dein Kind zu Hause, im Geburtshaus oder im Krankenhaus zur Welt bringen, wie du es lieber möchtest. In den ersten Tagen und Wochen nach der Geburt besucht dich die Hebamme regelmäßig zu Hause und schaut nach dir und dem Kind.

UNTERSUCHUNGEN VOR DER GEBURT

Es gibt einige vorgeburtliche Untersuchungen, mit deren Hilfe man herausfinden kann, ob dein Baby eine Behinderung oder Krankheit hat. Falls du über eine solche Untersuchung nachdenkst, solltest du dich von deiner Hebamme oder Frauenärztin gründlich beraten lassen. Und überleg dir genau, ob du wirklich schon im Voraus über jede mögliche Erkrankung deines Kindes informiert sein möchtest und so vielleicht die Freude auf die Geburt schmälerst.

Ersttrimester-Screening

Dieses Screening findet zwischen der 11. und 14. Schwangerschaftswoche statt und besteht aus zwei Teilen: einer Blutuntersuchung, um zu überprüfen, welche Hormone sich im Blut tummeln, und einem Ultraschall, bei dem die Nackenfalte des Fötus gemessen wird (die sogenannte Nackentransparenz). Die Messergebnisse werden mit deinem Alter und der Dauer der Schwangerschaft kombiniert. So lässt sich das Risiko für das Down-Syndrom bestimmen. Eine Einschätzung, die höher ist als 1 zu 300, wird als „auffällig" eingestuft. In diesem Fall können sich weitere Untersuchungen anschließen (NIPT, Fruchtwasserpunktion, eventuell auch Chorionzottenbiopsie). Das Ersttrimester-Screening ist freiwillig und wird nur bei erhöhtem Risiko von den gesetzlichen Krankenkassen gezahlt.

Die Fruchtwasserpunktion

Eine Fruchtwasserpunktion kannst du ab der 15. Schwangerschaftswoche machen lassen. Erst dann ist genügend Fruchtwasser vorhanden. Mit einer Nadel saugt die Frauenärztin durch die Bauchdecke etwas Fruchtwasser ab. Dieses wird im Labor auf eine Chromosomenstörung des Babys untersucht. Auch bestimmte Stoffwechselstörungen, ein offener Rücken oder eine offene Schädeldecke können erkannt werden. Es besteht ein Risiko von 1 zu 300, dass es nach einer Fruchtwasserpunktion zu einer Fehlgeburt kommt.

Die Chorionzottenbiopsie

Diese Untersuchung kannst du schon ab der 11. Schwangerschaftswoche machen lassen. Der Nachteil ist, dass sie nicht besonders verlässlich ist. Wenn sie Hinweise auf einen Chromosomendefekt gibt, besteht eine Wahrscheinlichkeit von 1 zu 100, dass es nur eine Abweichung der Plazenta ist und nicht des Babys. Um sicherzugehen, würde die Frauen-ärztin dir in diesem Fall zusätzlich zu einer Fruchtwasserpunktion raten. Bei der Chori-onzottenbiopsie nimmt die Frauenärztin mit einer Nadel eine winzige Zellprobe aus dem Gewebe der Plazenta. Von diesen Zellen wird eine Kultur angelegt, an der eine Chromo-somenuntersuchung durchgeführt wird. Es besteht ein Risiko von 1 zu 200, dass bei der Untersuchung etwas schiefgeht und es zu einer Fehlgeburt kommt.

NIPT-Untersuchungen

Seit wenigen Jahren gibt es die NIPTs, „nicht-invasive pränatale Tests", bei denen der Schwangeren Blut abgenommen wird. Es enthält auch DNA des Kindes aus der Plazenta, das auf Chromosomenstörungen untersucht werden kann. Ärzte raten oft nur zu einem NIPT, wenn das Ersttrimester-Screening Auffälligkeiten zeigt oder individuelle Risiken vorliegen. Weist der NIPT auf eine Chromosomenstörung hin, kann dies durch Chori-onzottenbiopsie oder Fruchtwasserpunktion abgesichert werden. NIPTs gelten als zu 99 % zuverlässig. Sie können ab der 10. Woche erfolgen und kosten 1.000 – 1.200 Euro.

Rhesusfaktor

Es gibt vier verschiedene Blutgruppen: A, B, AB und 0. Daneben existiert der sogenannte Rhesusfaktor. Das sind spezielle Proteine, die auf den Blutkörperchen sitzen. Wer sie hat, ist „Rhesus-positiv", wer sie nicht hat, „Rhesus-negativ". Wenn du „Rhesus-negativ" bist und dein Baby „Rhesus-positiv", könnte es bei einer nächsten Schwangerschaft Komplika-tionen für das Baby geben. Darum bekommst du rund um die 28. Woche eine sogenannte „Anti-D-Spritze". Sie neutralisiert eventuell bestehende Antikörper. Ist das Kind Rhesus-positiv, wird dir die Spritze in den ersten 48 Stunden nach der Geburt erneut gegeben.

· 5. WOCHE ·

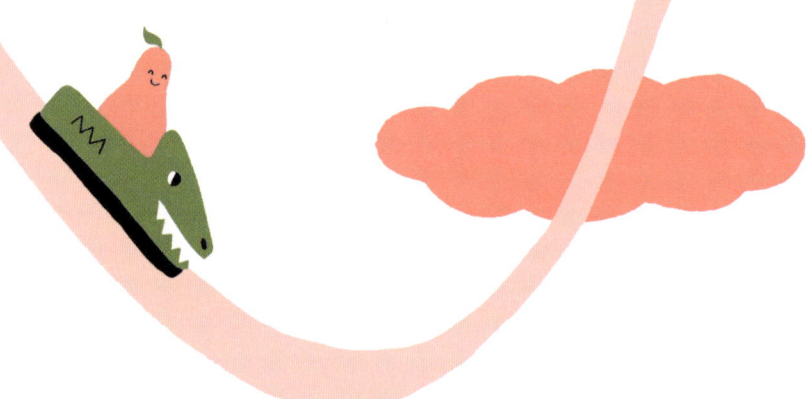

Das Kleine

Der Zellklumpen im Hohlraum, also die Zellen, die sich zu einem Baby entwickeln, gruppiert sich zu einer 1,5 bis 2,5 Millimeter kleinen Erbse. Sie teilt sich in drei verschiedene Zellarten auf. Diesen Vorgang nennt man Gastrulation. Den Zellarten hat man medizinische Namen gegeben: Ektoderm, Endoderm und Mesoderm. Das ist Griechisch und heißt Außenhaut, Innenhaut und Mittelhaut. Aus der Außenhaut entwickeln sich Gehirn, Nervenstränge, Haut und Nägel, aus der Innenhaut Atemwege und Verdauungstrakt. Das Mesoderm ist die Vorstufe von Herz, Blutzellen, Nieren und Muskeln.
Es ist bereits eine Gruppe Muskelzellen erkennbar, die klopfende Bewegungen macht. Aus dieser bildet sich das Herz.

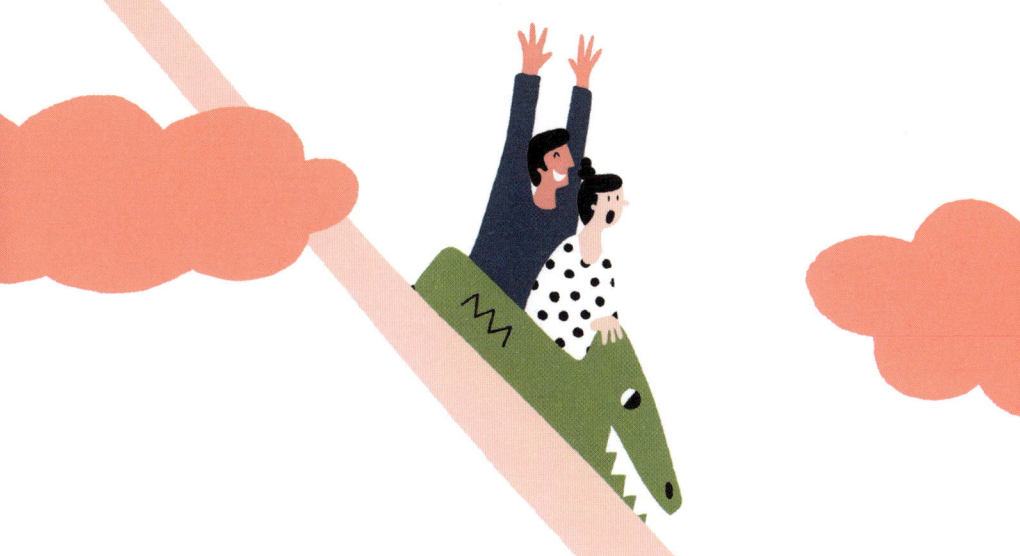

Die Große

Viele Frauen machen in dieser Woche einen Schwangerschaftstest, weil sie ihre Tage nicht gekriegt haben. Vielleicht bist du sehr glücklich, dass es geklappt hat. Vielleicht spürst du auch etwas Panik. Oder beides gleichzeitig. Ganz sicher aber hast du viele Fragen. Wie sage ich es dem Vater? Wie wird er reagieren? Hätte ich das Glas Wein gestern Abend trinken dürfen? Bin ich wirklich schon bereit für ein Baby? Was sage ich meinen Kollegen und meinem Chef? All das gehört dazu. Aber sei beruhigt: Die meisten deiner Sorgen werden sich in Luft auflösen. Spätestens so in vierzig Jahren. Kleiner Scherz. Ach ja, und was Wolke sieben betrifft: Falls diese Wolke wirklich existiert, dann ist sie voll mit Frauen, die sich übergeben, an Verstopfung und Übelkeit leiden und die ganze Zeit rülpsen und pupsen. Willkommen im Club! Sieh es als Beginn einer Reise in der bizarrsten Achterbahn an, die du je mitgemacht hast. Steil hinauf, dann gerade hinunter und wieder hinauf. Übrigens verspreche ich, dass ich dich nicht die ganze Zeit belehren werde, was du alles nicht darfst. Aber jetzt, bitte, keinen Alkohol mehr trinken. Wirklich nicht. Am besten während der ganzen Schwangerschaft nicht, aber vor allem jetzt, in diesen Wochen. Denn das Kleine ist sehr verletzlich.

· 6. WOCHE ·

Das Kleine

Die Erbse von letzter Woche verändert jetzt ihre Form. Es ist nur gut, dass du den Embryo (fünf bis sechs Millimeter) noch nicht sehen kannst, denn er schaut ziemlich verrückt aus. Wie eine Art Kreuzung aus Elefant und Krabbe, bloß ohne Scheren, Fühler und Rüssel, dafür aber mit einem kleinen Schwanz. Wo später die Augen sein werden, finden sich zwei dunkle Flecken, und wo die Arme und Beine hingehören, sind kurze Stummel.

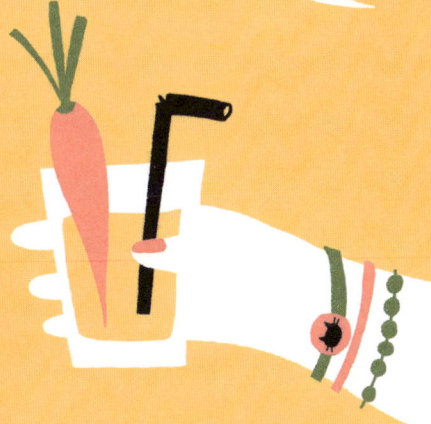

Die Große

Wenn du deine Schwangerschaft noch geheim halten willst, ist das wahrscheinlich gar nicht so einfach. Besonders auf Partys. Männer sind dabei das kleinere Problem: Die fallen auf jede blöde Ausrede rein. Aber für Frauen, die diese Nein-ich-bin-nicht-schwanger-Stottereien schon öfter gehört haben, musst du dir etwas Überzeugendes einfallen lassen. „Ich darf nichts trinken, ich habe eine Blasenentzündung." Sicherlich! „Für mich keinen Alkohol. Ich habe gegen meine Mittelohrentzündung starke Schmerztabletten genommen." Und mein Großvater ist Millionär!

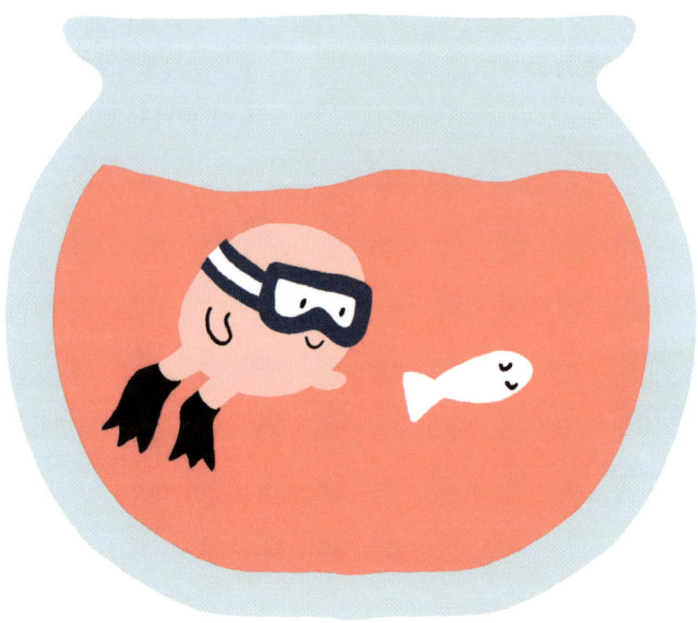

Das Kleine

Der Embryo ist jetzt sieben bis neun Millimeter lang. Die Nerven am Rückgrat beginnen zu wachsen und die beiden Gehirnhälften werden sichtbar. Auch die sensorischen Nerven bilden sich. Letzte Woche war das Kleine noch ein komisches Würmchen, jetzt sieht es langsam aus wie ein Mensch. Ein Menschlein mit Armen und Beinen, sogar Hände und Füße entstehen. Nicht nur die Nase, sondern auch die Verdauungsorgane entfalten sich: Speiseröhre, Magen und Darm. Und die Muskelfasern sind schon so kräftig, dass das Kleine beginnt, sich zu bewegen.

· 7. WOCHE ·

Die Große

Viele Frauen fühlen sich in dieser Zeit unsicher. Es ist, als würdest du gelangweilt in der Schule sitzen und ständig auf die Uhr gucken. Wenn du dabei die ganze Zeit auf den Sekundenzeiger starrst, dauert eine Minute ewig. Ist eine Woche plötzlich siebenmal so lang? Manche Frauen machen verrückte Sachen: Sie fahren für einen Hamburger, das leckerste Vanilleeis oder weiße Schokolade mit Pralinenfüllung mit dem Fahrrad bis ans andere Ende der Stadt. Ganz selten haben Schwangere sogar Heißhunger auf Knete, Asche, Matsch, Zahnpasta oder biologische Gartenerde. Für dieses Phänomen gibt es auch einen Namen: Pica-Syndrom (s. S. 118). Manche Forscher vermuten, dass es mit einem Mangel an Mineralien wie Eisen oder Kalzium zu tun haben könnte. Allerdings zeigen Untersuchungen, dass man durch Gartenerde nur sehr wenig Eisen aufnimmt. Vielleicht neutralisiert es auch die Magensäure, wenn man Lehm oder Erde isst. Eine andere Theorie ist, dass Erde Vergiftungserscheinungen hemmt. Laut verschiedener Studien heften sich Viren, Bakterien und Gifte leicht an Erde, sodass diese Plagegeister nicht in die Blutbahn geraten. Also wer weiß, vielleicht solltest du dir wirklich ab und zu einen Löffel aus dem Blumentopf genehmigen, wenn du dem Drang nicht widerstehen kannst.

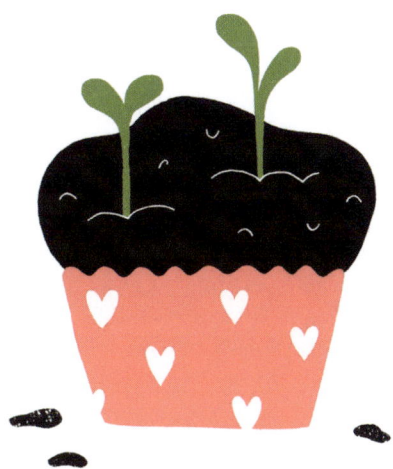

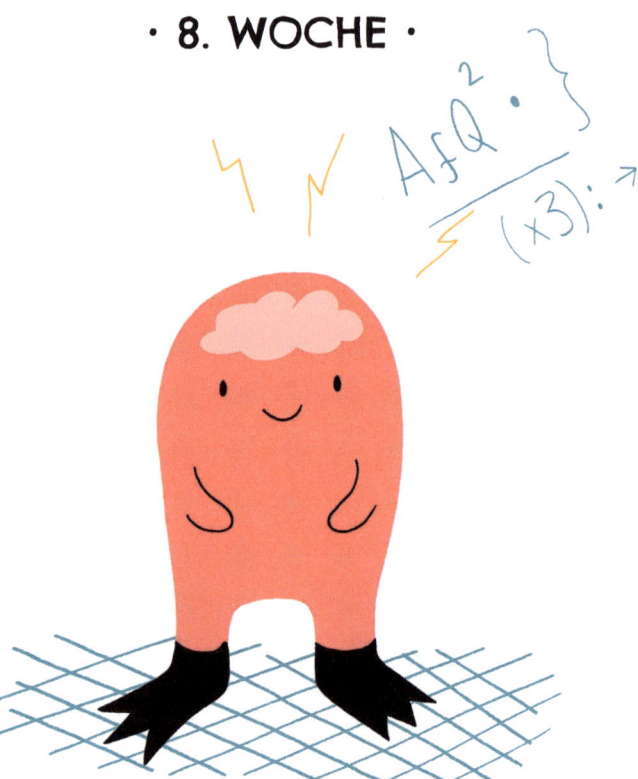

Das Kleine

Der Embryo ist jetzt 1,5 Zentimeter* groß und wiegt ein Gramm. Die Nieren beginnen sich zu entwickeln. In den Augen entstehen die Pigmente. Das Cerebellum, der Teil des Gehirns, der die Bewegungen koordiniert, bildet sich heraus. Die Stummel sind zu Armen und Beinen gewachsen. Aus den Flossen an den Armen entwickeln sich langsam einzelne Finger. Auch die ersten Reflexe bilden sich aus.

* Von der 8. bis zur 20. Woche messen wir die Länge vom Scheitel bis zum Rumpf, also vom Kopf bis zum Po. Die „echte" Länge ist schwer zu bestimmen, weil das Kleine die Beine anzieht. Nimm die Länge also nicht wörtlich. Es ist nur ein Hilfswert.

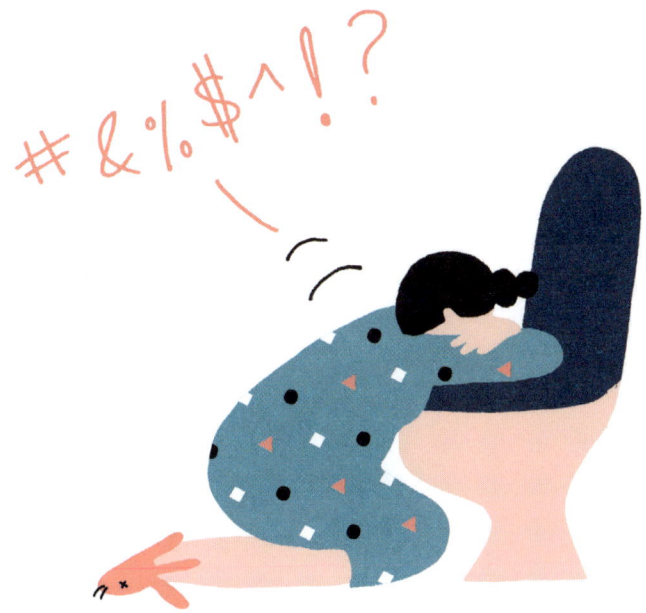

Die Große

Vor allem morgens geht es dir jetzt vielleicht richtig übel: laufende Nase, Kopfschmerzen, übergeben – das volle Programm. Im Laufe des Tages wird es wahrscheinlich besser. Falls du dich toll fühlst, ist das aber kein Grund zur Besorgnis! Jeder fünften Frau geht es in dieser Phase großartig. Machst du noch Sport, um nicht zu viel zuzunehmen und doch noch länger den schicken Bikini tragen zu können? Und hast du dann ein schlechtes Gewissen, weil du dich um dich selbst kümmerst statt um das Baby? Nur kein Stress, das geht in Ordnung. Denk so oft wie möglich an dich … solange es noch geht.

Vielleicht hast du in dieser Woche deinen ersten Termin bei der Hebamme oder der Frauenärztin. Die meisten Frauen machen diesen Termin zwischen der achten und zehnten Woche. Meist plaudert ihr dabei ein wenig und lernt euch kennen, aber es geht auch um Krankheiten in deiner Familie oder schlechte Erfahrungen, die du gemacht hast.

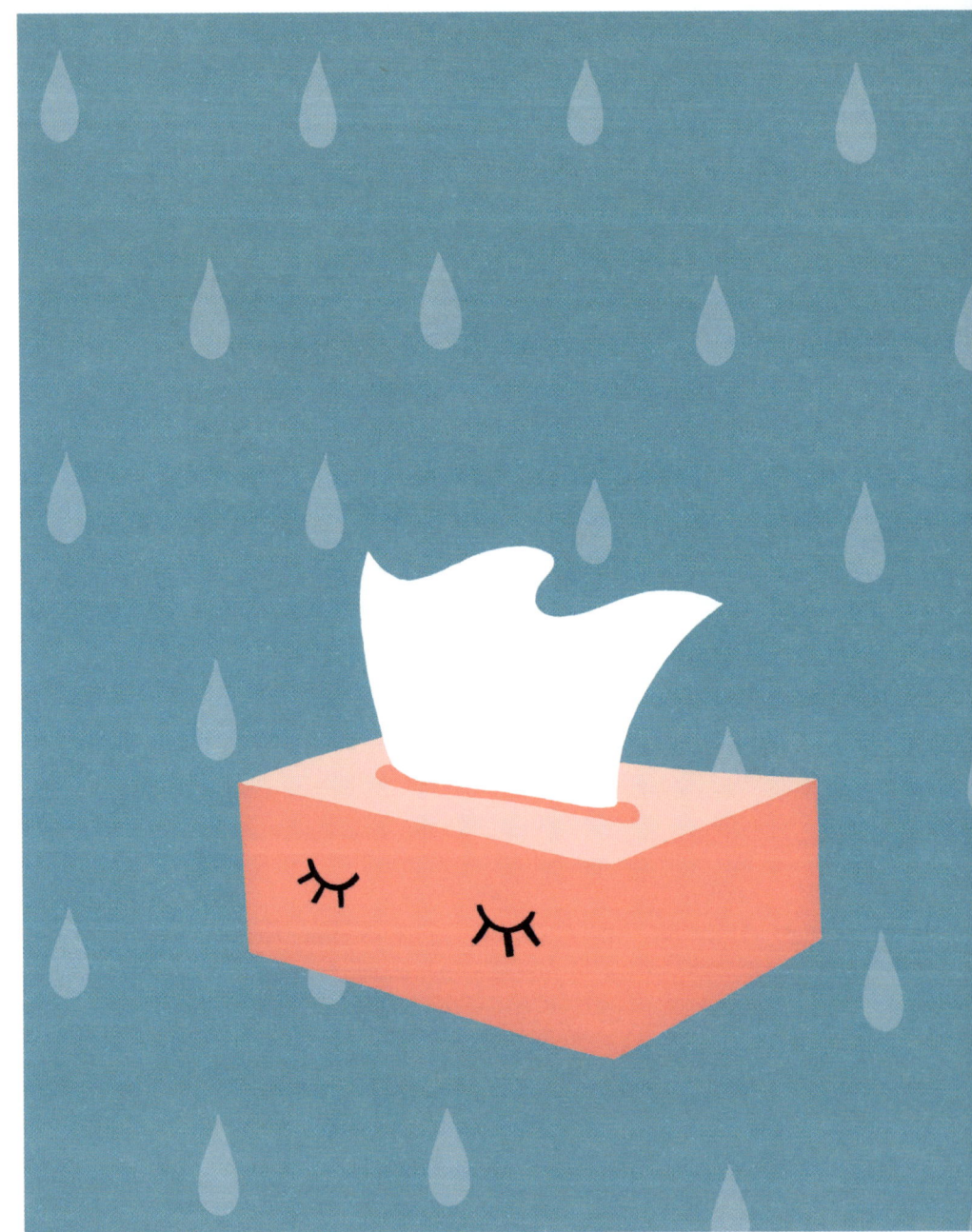

WAS SIND HORMONE?

Hormone sind für dein Baby und dich wichtig, aber sie können dich auch ganz schön stressen.

Sie sind chemische Botenstoffe, die man mit Neurotransmittern vergleichen kann, Stoffen, die Signale von den Nervenzellen auf andere Zellen übertragen. Der Unterschied ist, dass Hormone im Körper lange Wege zurücklegen und auch über große Distanzen Einfluss nehmen. So gut wie jeder Körperteil, jedes Organ und jede Körperfunktion steht unter dem Einfluss von Hormonen. Ihr Effekt kann lange andauern. Zum Beispiel beeinflussen sie während des Wachstums die Struktur des Gehirns. Oft wirken Hormone aber auch nur vorübergehend, wie jede Schwangere herausfinden wird.

Adrenalin

Die Nebenniere produziert Adrenalin, ein sogenanntes Stresshormon. Der Herzschlag wird schneller, der Mund trocken, die Zeit scheint langsamer zu laufen. Zu viel kann uns sogar zum Hyperventilieren bringen. Es lässt das Blut langsamer zur Gebärmutter fließen. Vielleicht reagieren ungeborene Babys deshalb auf die Gefühle der Mutter. Eine japanische Studie hat gezeigt, dass Föten, deren Mütter einen traurigen Film schauen, sich wenig bewegen. Lachen die Mütter über etwas, bewegen sich die Föten heftiger. Bei der Geburt führen die Schmerzen zu einem Adrenalinanstieg bei der Mutter. Das lindert die Wehen und verlangsamt die Geburt – vielleicht ein Überbleibsel aus der Urzeit, um der Mutter genügend Zeit zu geben, einen sicheren Ort aufzusuchen.

Andere Katecholamine

Direkt nach der Geburt haben Babys weitere Stresshormone, die sogenannten Katecholamine, im Blut. Möglicherweise wirken sie betäubend, auf jeden Fall aber spielen sie eine Rolle beim Ankurbeln der Atmung.

Cortisol

Cortisol sorgt für erhöhte Wachsamkeit und verschafft uns Energie, wenn wir unter Druck stehen. Meist baut es sich schnell wieder ab, kann aber bei anhaltendem Stress auch länger im Körper bleiben – und das ist nicht gut! Tierversuche zeigen, dass ein erhöhter Cortisolspiegel negativen Einfluss auf den Teil des Gehirns haben kann, der für das Abspeichern von Erinnerungen zuständig ist. Und es scheint, dass bei Frauen, die über lange Zeit unter Stress stehen – zum Beispiel in Kriegsgebieten –, das Risiko einer Frühgeburt erhöht ist und die Kinder oft mit etwas geringerem Geburtsgewicht zur Welt kommen. Wirklich gravierende Auswirkungen hat das Cortisol jedoch nicht. „Gesunder" alltäglicher Stress hat möglicherweise sogar einen positiven Effekt. Mach dir also keine Gedanken, weil du dich gestresst fühlst, und wenn doch, dann mach dir deswegen wiederum keine Sorgen.

hCG

Dies ist das Hormon, auf das der Schwangerschaftstest anspringt. Die Embryos kleiner Mädchen produzieren etwas mehr davon als männliche Embryos. Es gibt auch Hinweise darauf, dass Frauen, die mit einem Mädchen schwanger sind, öfter übel ist als jenen, die Jungs erwarten. Die Konzentration des hCG im Blut steigt in der Schwangerschaft rasant an und hat ihren Höhepunkt rund um die zehnte Woche. Wahrscheinlich ist das hCG der Hauptverantwortliche für Schwangerschaftsbeschwerden wie die berühmte Übelkeit. hCG hat auch Effekt auf die Schilddrüse und kann zu einer zeitweiligen Überfunktion führen.

Östrogen

Östrogen ist ein Sammelbegriff für verschiedene östrogene Hormone. Diese sind dafür zuständig, dass Mädchen in der Pubertät feminine Züge bekommen. Auch während der Schwangerschaft spielen Östrogene eine wichtige Rolle. Ab der 20. Woche steigt ihre Konzentration im Körper rapide an. Eierstöcke und Plazenta produzieren auf vollen Touren. Ähnlich wie in der Pubertät wächst der Busen. Auch der Blutkreislauf wird von den Östrogenen gepuscht. Das Baby braucht sie für die Entwicklung der Organe und für das Knochenwachstum.

Oxytocin

Das Oxytocin nennt man auch „Kuschelhormon". Sowohl bei Frauen als auch bei Männern wird es bei Umarmungen, Zärtlichkeiten und beim Orgasmus ausgeschüttet. Stillende Frauen haben kurz nach der Geburt einen sehr hohen Oxytocinwert. Es löst Gefühle wie Vertrauen und Herzenswärme in uns aus. Auch bei der Geburt selbst spielt das Oxytocin eine große Rolle. Es macht den Gebärmutterhals elastischer und bringt die Wehen in Schwung. Wird die Geburt eingeleitet, geschieht dies oft mit einem Medikament, das Oxytocin enthält.

Progesteron

Progesteron macht deinen Körper bereit für die Befruchtung. Auch beim monatlichen Zyklus und für die sexuelle Lust der Frau spielt es eine wichtige Rolle. Es wird zu einem großen Teil im Gehirn produziert, zu Beginn der Schwangerschaft auch in den Eierstöcken. Nach der achten Woche übernimmt die Plazenta die Gesamtproduktion.

Prostaglandin

Genau wie Oxytocin sorgt Prostaglandin dafür, dass der Gebärmutterhals elastischer wird.

Relaxin

Dank Relaxin wird die Haut geschmeidiger und dadurch dehnbarer. Ein Mangel daran kann Schwangerschaftsstreifen zur Folge haben.

Testosteron

Ab der achten Schwangerschaftswoche bilden männliche Embryonen Testosteron. Dies setzt Veränderungen im Gehirn des Babys in Gang. Eine hohe Testosteron-Konzentration bei weiblichen Babys kann dazu führen, dass sie jungenhafte Wesenszüge annehmen.

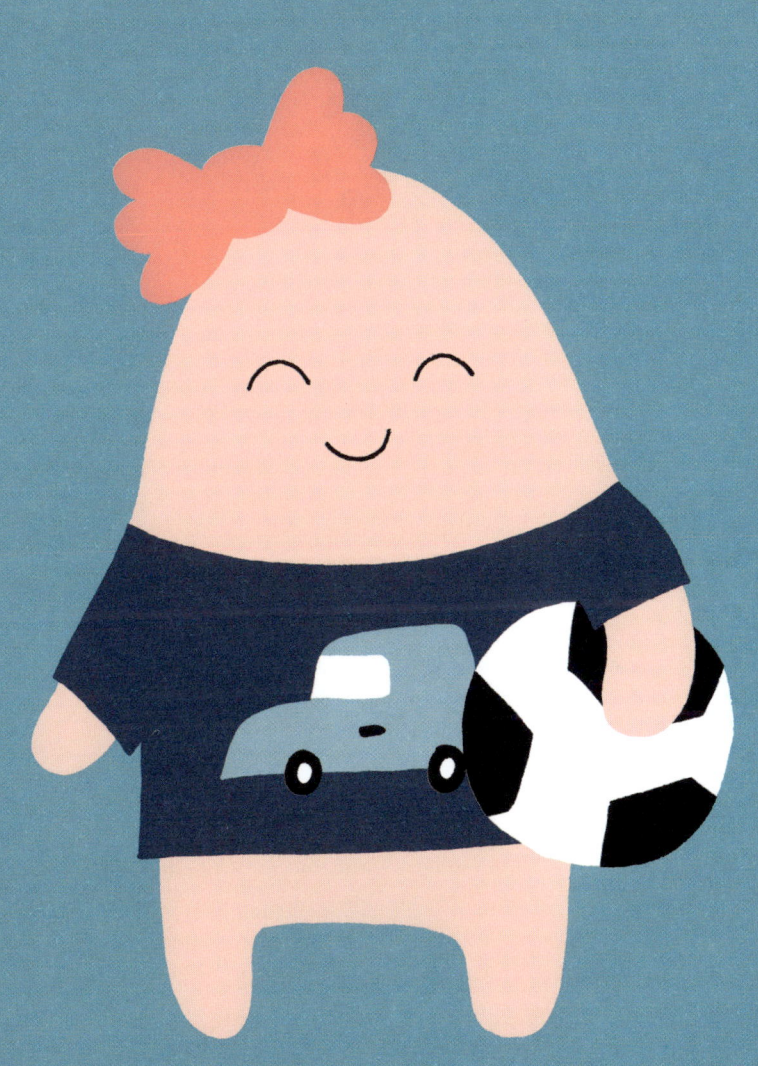

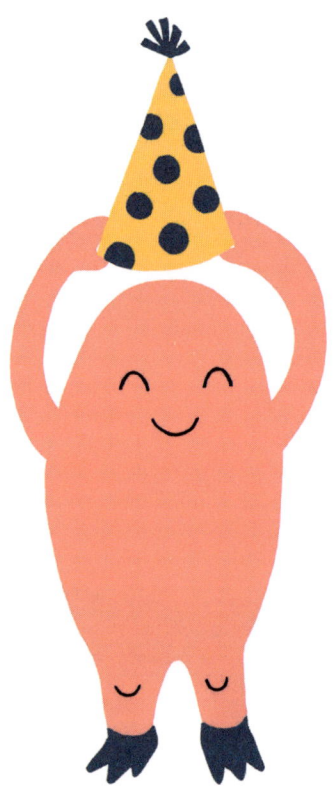

Der Kleine

Der Embryo ist jetzt zwei Zentimeter groß und wiegt zwei Gramm. Sein Kopf wird spitzer und der Schwanz – ja, das Baby hat immer noch einen Schwanz! – wird im Verhältnis zu Armen und Beinen immer kürzer. Die Arme bekommen Ellenbogen und am Ende der Beine werden Zehen erkennbar. Die Augenlider bilden sich. Die Vorstufen der Knochen beginnen zu verkalken und sich zu härten. Dieser Prozess dauert lange und geht auch nach der Geburt weiter.

Die Große

Für eine Schwangere ist diese Woche oft nicht ohne. Empfindlichkeit ist an der Tagesordnung. Vielleicht wirst du auch von einem Gefühlschaos aus Stress und Sorge übermannt: Wie soll das nur alles werden? Es ist eine schwierige Zeit. Du kannst an nichts anderes denken als an die Schwangerschaft, während der Vater in spe scheinbar noch gar nicht richtig kapiert hat, was ansteht. Vor allem Männer, die zum ersten Mal Vater werden, erkennen den „Ernst" der Lage oft nicht so ganz. Vielleicht denken sie: Ach, es sind ja noch sechs Monate, bis ich Vater werde, bis dahin gehe ich noch mal tiefseetauchen. Oder dein Partner stürzt sich auf seine Karriere als Gitarrist. Du aber wünschst dir etwas ganz anderes von ihm: Er soll dir das Gefühl geben, dass du auf ihn zählen kannst. Aber so hoffnungslos es auch aussehen mag: Schreib ihn nicht vorschnell ab. Auch der apathischste Workaholic kann nach ein paar Wochen Dutzi-Dutzi mit dem Baby ein treu sorgender Schatz werden, der schlaffste Nerd ein tatkräftiger Macher. Im Moment solltest du einfach noch nicht zu viel verlangen. Natürlich ist es wenig hilfreich, dass Männer ihre Gefühle lieber bei einer Partie FIFA verarbeiten, als sie in Worte zu fassen. Aber das kannst du ihnen nicht übel nehmen, Männer haben nun einmal jede Menge Gefühle, für die es keine Worte gibt. Wahrscheinlich, *weil* sie nie darüber reden. Es macht also wenig Sinn, sich dem Mann gegenüberzusetzen und ein Gespräch einzufordern. Unternehmt lieber etwas zusammen. Geh spazieren oder shoppen. Männer kommen leichter ins Reden, wenn ihr nebeneinander herlauft, als wenn ihr euch gegenübersitzt.

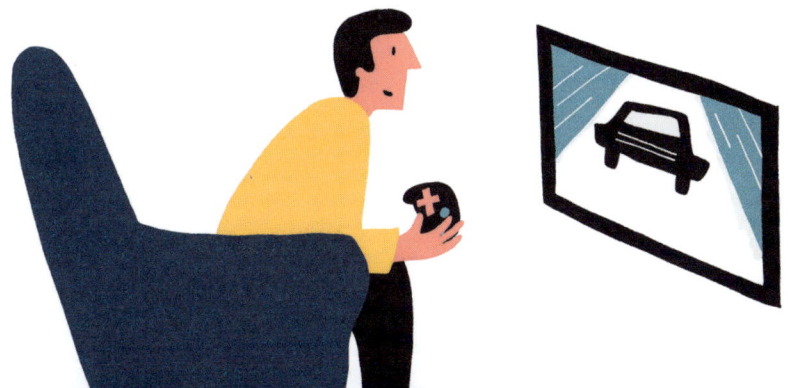

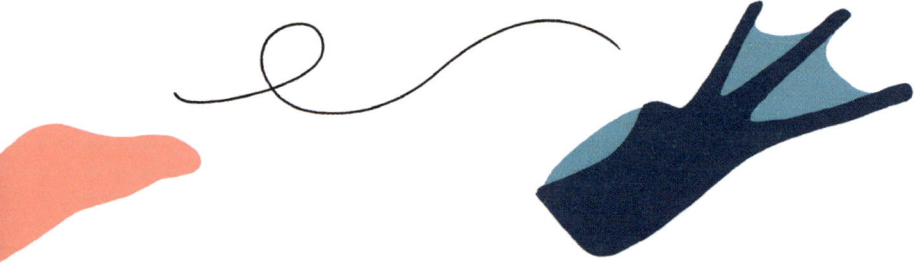

Das Kleine

Das Kleine ist jetzt etwa drei Zentimeter groß und wiegt vier Gramm. Es wächst ungefähr einen Zentimeter pro Woche. Arme und Beine werden länger. Die Schwimmhäute zwischen Fingern und Zehen verschwinden. In dieser Woche trennen sich Brust- und Bauchhöhle voneinander, weil sich die Zwerchfellmuskulatur entwickelt. Sie ist wichtig für die Atmung.

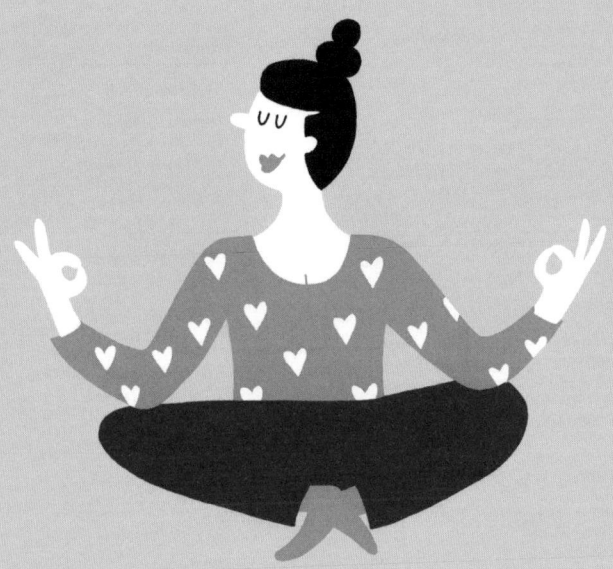

Die Große

Du bist jetzt schon ein halbes Nervenbündel, weil du dir so viele Gedanken machst? Dann zieh dich warm an, denn es kommt noch so manches auf dich zu, was dir im Kopf herumschwirren wird. Falls du dich richtig verrückt machst, dann melde dich beim Schwangerschafts-Yoga oder in einem Meditationskurs an oder probiere es mit Zen. Hauptsache, du kommst runter! Falls dir ab und zu mal schwarz vor Augen wird: keine Sorge. Das kann passieren. Selbst wenn du sonst eine unglaublich toughe Frau bist.

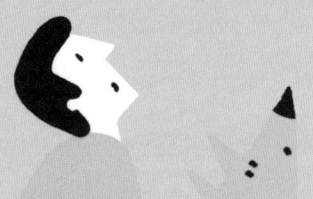

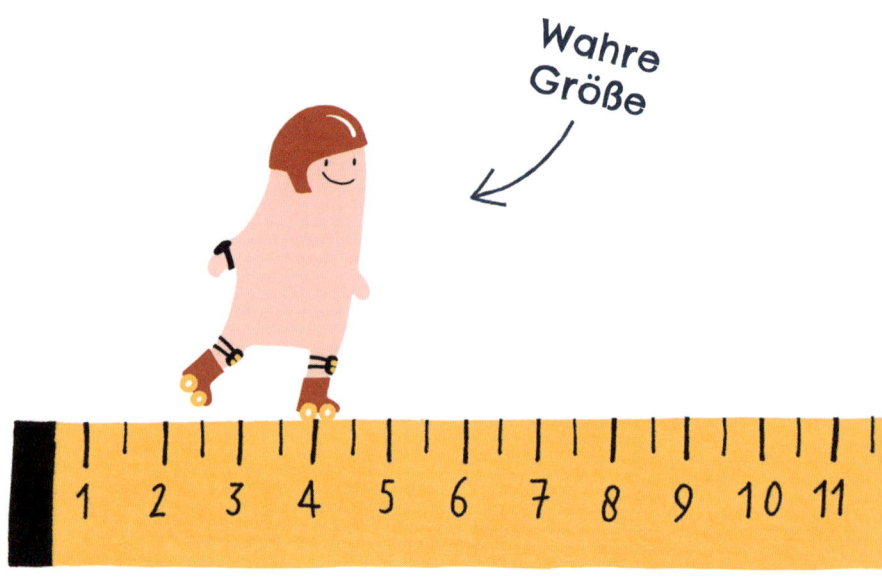

Wahre Größe

Das Kleine

Ab jetzt darfst du das Kleine „Fötus" nennen. Augen, Mund und Nase beginnen sich zu entwickeln. Aus der Kaulquappe ist ein vier Zentimeter großes und sieben Gramm schweres winziges Kind mit richtigem Gesicht geworden. Fast alles, was zu einem vollständigen Menschen gehört, hat es schon. Der Magen produziert Magensäure, die Nieren haben die Arbeit aufgenommen. Knie, Ellenbogen und andere große Gelenke formen sich aus.

· 11. WOCHE ·

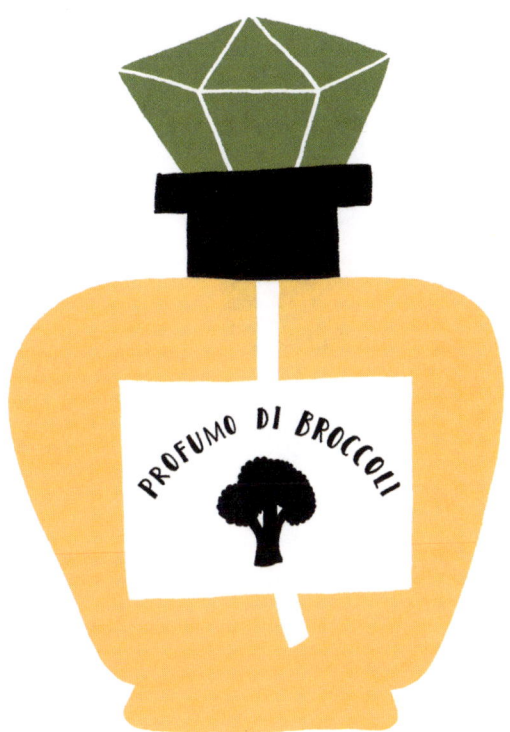

Die Große

Du nimmst jeden Geruch wahr. So genau, dass du dich mit geschlossenen Augen in der Stadt zurechtfinden könntest. Im Supermarkt möchtest du dich am liebsten vor der Fleischtheke übergeben. Und die seltsamsten Sachen riechen für dich auf einmal großartig. Es scheint einen Zusammenhang zwischen Östrogen und dem Geruchssinn zu geben. Frauen können nämlich gewöhnlich besser riechen als Männer – allerdings erst ab der Pubertät und bis zu den Wechseljahren. Danach und davor ist ihr Geruchssinn genauso gut oder schlecht wie der von Männern.

· 12. WOCHE ·

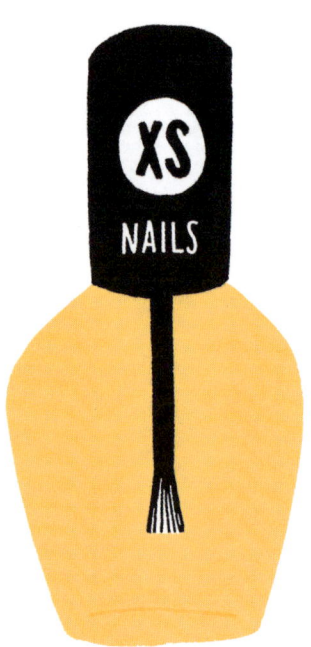

Das Kleine

Der Fötus ist inzwischen größer als fünf Zentimeter und wiegt 14 Gramm. Die Augen, die bisher seitlich am Kopf saßen, schieben sich nach vorn, und auch die Ohren wandern an den richtigen Platz. An den Fingern wachsen winzige Nägel und auf dem Kopf sprießen die ersten Haare. Im Mund beginnt sich das Gebiss zu entwickeln.

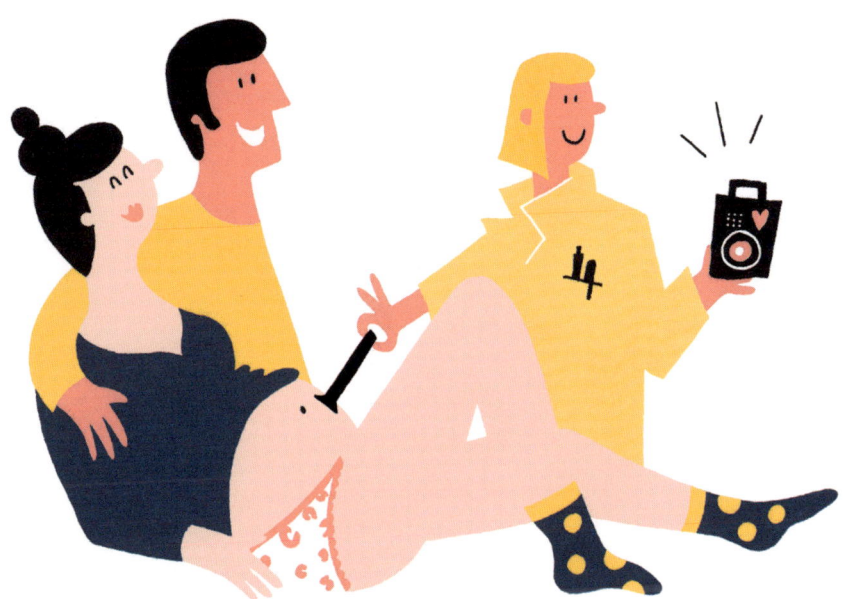

Die Große

Ab jetzt kannst du bei der Frauenärztin oder Hebamme mit einem Doppler die Herztöne deines Kindes hören. Das kleine Herz, das sich solche Mühe gibt zu schlagen … Dies ist ein magischer Moment. Wenn es irgendwie geht, schleife deinen Partner mit zur Untersuchung. Der deutliche Herzschlag des Babys ist auch ein Zeichen dafür, dass das Risiko einer Fehlgeburt stark gesunken ist. Kriegst du eigentlich bei der Untersuchung alles mit, was dir Ärztin oder Hebamme erzählen, oder ist es dir zu anstrengend? Egal. Durch die Hormone in deinem Körper ist es ziemlich wahrscheinlich, dass du alles wieder vergisst, sobald du die Praxistür zuziehst. Die ersten Anzeichen von „Mamnesie" sind da! Auch darum ist es gut, Begleitung zu haben. Und eine super Ausrede, deinen Partner rumzukriegen, seinen „wichtigen" Termin abzusagen.

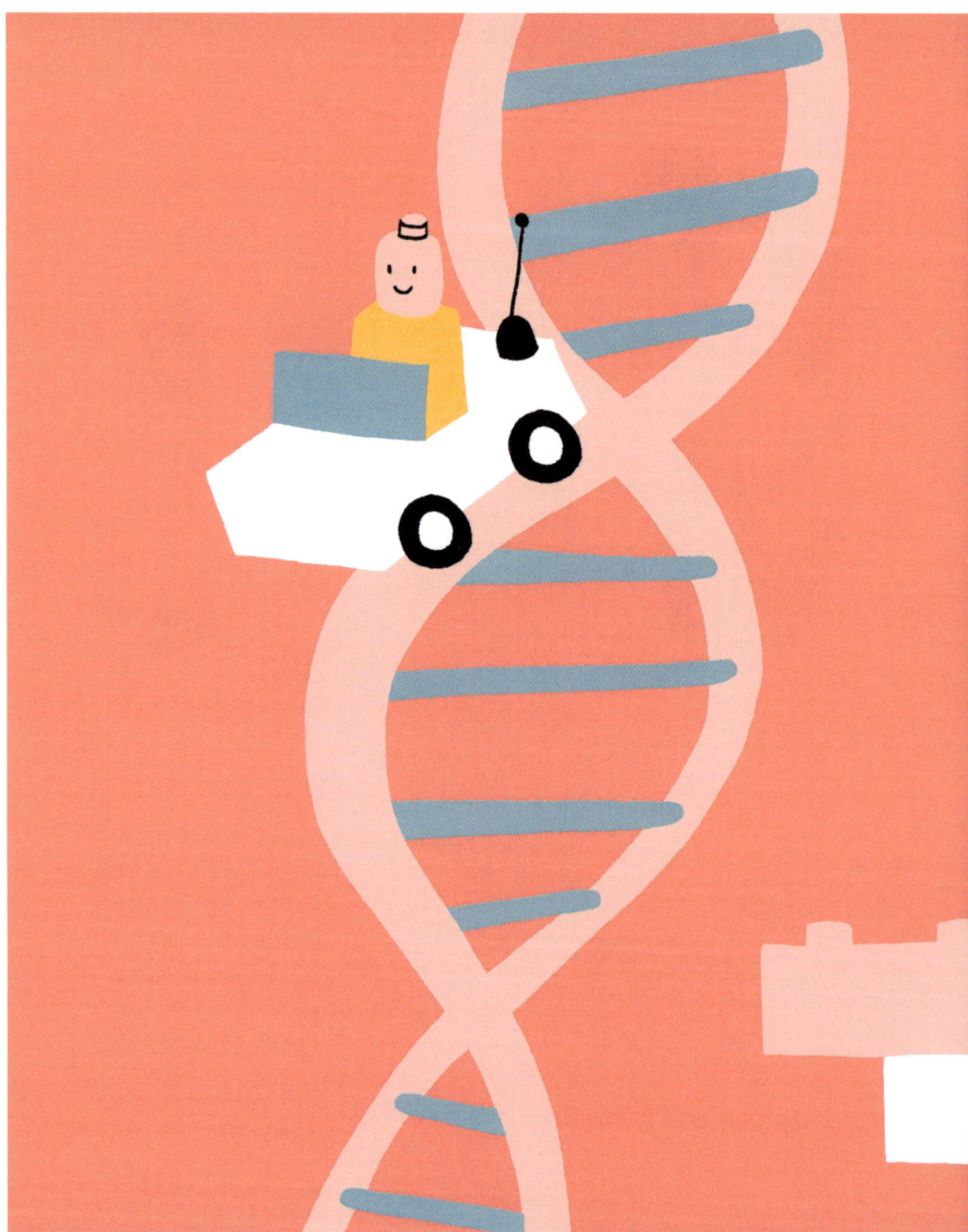

CHROMOSOMEN: 23 PAAR

Chromosomen und Schwangerschaft, das gehört irgendwie zusammen. Aber was genau ist das eigentlich? Hier kommt Biounterricht im Schnellverfahren.

Wir bestehen aus Hautzellen, Leberzellen, Gehirnzellen, Muskelzellen und, und, und –
insgesamt zehn bis hundert Billionen Zellen! Also jede Menge davon. Wenn du ein
Klassenzimmer mit Sand vollschaufelst und schnell die Tür schließt, türmen sich in dem
Raum ungefähr eine Billion Sandkörner auf. Diese Menge musst du jetzt noch mit zehn
bis hundert multiplizieren.

Eiweiße aus Lego

Eine Zelle besteht aus einer Art Tüte, der sogenannten Membran, in der eine Suppe aus
Wasser, Salzen, Fetten, Kohlenhydraten und Eiweißen schwimmt. In jedem von uns
stecken mehr als 50 000 verschiedene Eiweiße: feste Eiweißstrukturen wie in Haut und
Haaren und „funktionelle" Eiweiße wie Hämoglobin, das im Blut den Sauerstoff binden
kann. Am einfachsten lassen sich Eiweiße mit Häusern, Autos und Kränen aus Lego
vergleichen. Diese Legosteine heißen Aminosäuren und wir kennen von ihnen ungefähr
hundert verschiedene Arten. Zwanzig davon bezeichnet die Medizin als „essentiell". Diese
kann unser Körper nicht selbst aus anderen Aminosäuren und Mineralien herstellen. Du
musst sie also über die Nahrung aufnehmen.

Strickleiter aus DNA

Eiweiße folgen einem strengen Bauplan. Dieser steht in einem DNA-Molekül festgeschrie-
ben und wird ordentlich gefaltet im Kern aller Körperzellen aufbewahrt. DNA-Moleküle
muss man sich wie Strickleitern vorstellen: zwei Taue mit Stäben dazwischen. Jedes Tau
besteht aus vier Stoffen: Thymin (T), Ademin (A), Cytosin (C) und Guanin (G). Zu
schwierig, diese Namen? Vergiss sie einfach wieder und denk wie bei den Aminosäuren
an Legosteine, die man aufeinanderstecken kann. Thymin und Adenin sind über einen
Stab miteinander verbunden, genau wie Cytosin und Gunanin. Zieht man die beiden Teile
einer Strickleiter auseinander, ist die eine das Negativ des anderen. Also lässt sich ein
halbes DNA-Molekül als Schablone nutzen, um die andere Hälfte herzustellen.

Die Strickleiter kann man sich wie eine Art Kochbuch vorstellen. Die Buchstabenkombinationen, die sich aus den vier Stoffen bilden lassen (T, A, C und G), lesen sich wie ein Rezept. So ist TACATGGCACCTATT das Rezept für ein einfaches Eiweiß. Die Reihenfolge legt fest, wie die Aminosäuren zusammengesteckt werden. Das Eiweiß-Rezept von oben sieht also wie folgt aus:

TAC: Beginn
ATG: Nimm den Legostein Tyrosin
GCA: Klick den Arginin-Stein an
CCT: Nimm einen Glyzin-Stein
ATT: Ende

Jedes einzelne DNA-Molekül beinhaltet Tausende ähnlicher Code-Rezepte: Baupläne von Eiweißen. Diesen Plan nennt man Gen. Doch die DNA besteht aus mehr. Einige der langen Textstreifen scheinen bedeutungslos zu sein, zumindest hat man ihren Sinn noch nicht herausgefunden.

Da es alle Codes des Körpers umfasst, ist ein DNA-Molekül mehrere Meter lang. Wäre diese DNA-Schlange nicht um bestimmte Eiweiße gewickelt wie Garn um eine Spule, würde sie sich mit sich selbst verheddern. Pro DNA-Schlange gibt es 23 Spulen – und beides zusammen nennt man Chromosom!

Farbenblind

Von allen Chromosomen haben wir zwei: eins vom Vater, eins von der Mutter. In jedem menschlichen Zellkern stecken also 46 Chromosomen oder 23 Chromosomenpaare. Darum gibt es von den meisten Eiweißarten zwei Versionen des gleichen Eiweißes. Eins ist nach dem Bauplan des Vaters gebaut, eins nach dem der Mutter. Ein Vater mit Blutgruppe A und eine Mutter mit Blutgruppe B können daher Kinder mit der Blutgruppe AB bekommen. Manchmal ist eine Version „dominant", zum Beispiel bei der Augenfarbe. Braun ist dominant und Blau rezessiv. Die Eiweiße, die für braune Augen sorgen, liefern genügend Pigmente, um die Augen braun zu färben, und setzen sich zumeist durch. Dass es für jede Funktion zwei Eiweiße gibt, ist ein eingebauter Sicherheitsmechanismus. Ist die DNA der Mutter beschädigt, kann die des Vaters einspringen. Und natürlich umgekehrt.

Bei Mädchen sind alle Chromosomenpaare identisch. Beide Chromosomen sehen ähnlich aus und beinhalten dieselben Gene. Auch bei Jungs sind alle Chromosomenpaare identisch – bis auf eins. Diese Ausnahme ist das X-Chromosom der Mutter, das dem Y-Chromosom des Vaters gegenübersteht. Das Y-Chromosom ist viel kürzer als das X-Chromosom und enthält eigentlich nur Informationen, die mit der Produktion von Testosteron zusammenhängen. Im Fall des X-Chromosoms gibt es bei Männern also keinen Plan B. Daher hat ein Defekt im X-Chromosom für den Jungen Folgen. Ein bekanntes Beispiel ist die Rot-Grün-Schwäche, ein Fehler im weiblichen Chromosom, der Männern sofort Probleme bereitet. Mädchen werden nur dann farbenblind, wenn die Störung auf zwei Chromosomen liegt. Daher kommen Farbenblindheit oder Rot-Grün-Schwäche bei Jungen viel häufiger vor.

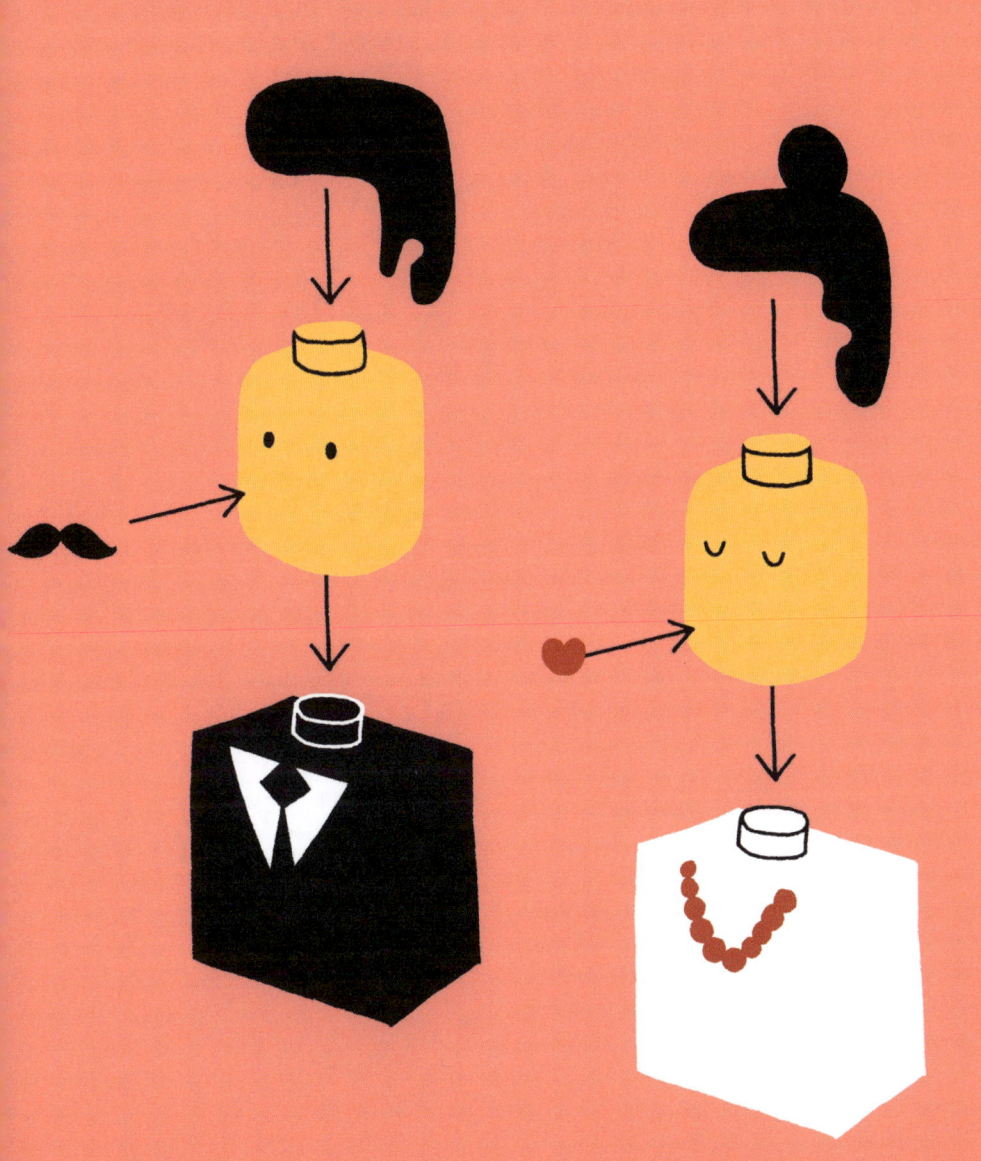

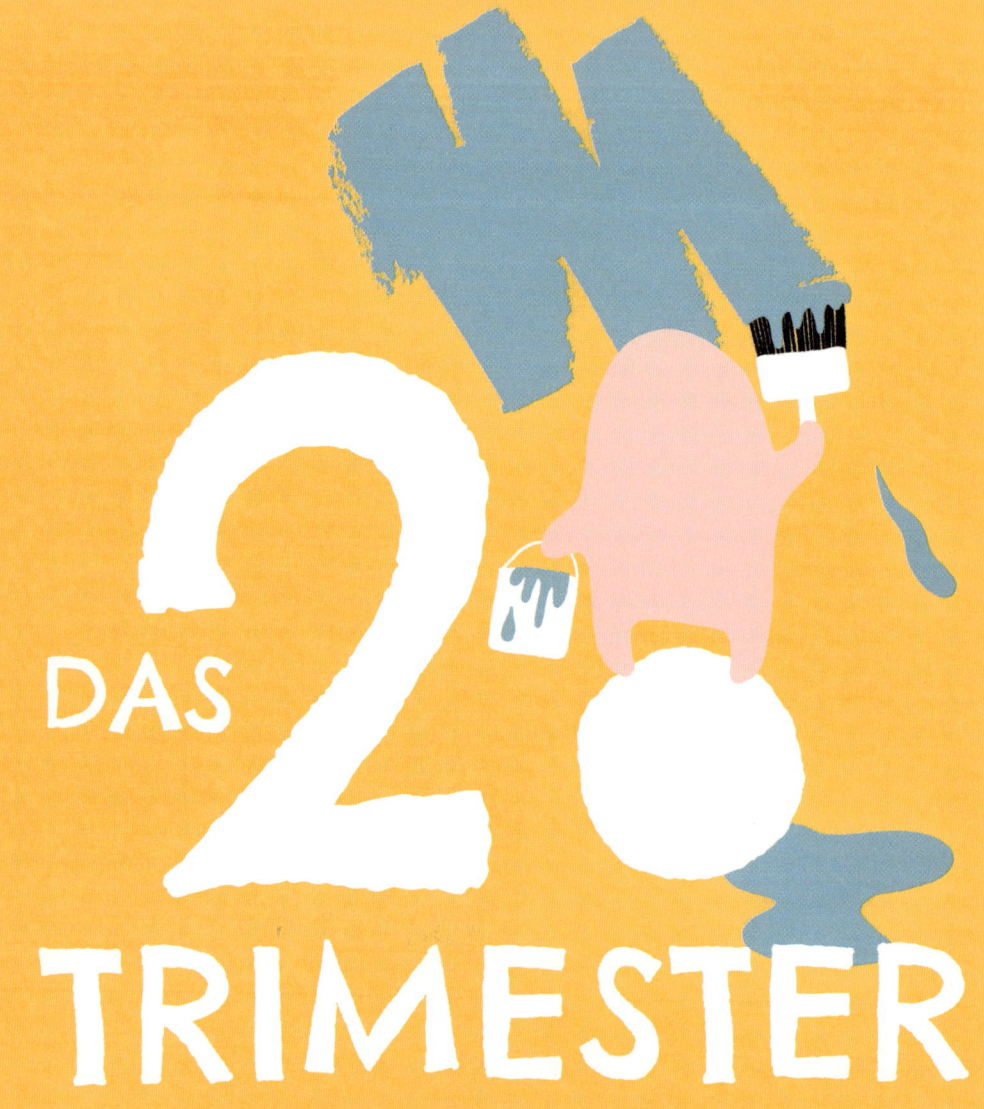

DAS 2. TRIMESTER

Das Baby ist jetzt schon fast fertig. In deinem Bauch hockt ein kleiner Mensch. Seine Organe sind ausgebildet und alles muss nur noch schön reifen. Das lässt dich sicher aufatmen. In diesem zweiten Trimester sind viele Frauen richtig gut drauf und haben Energie für zwei. Sie kriegen plötzlich Lust, ein neues Haus zu bauen oder zumindest die Wände neu zu streichen und das Babyzimmer einzurichten. So langsam sieht man auch deutlich, dass du schwanger bist. Denn deine Brüste werden größer, der Bauch wölbt sich und du wirst in diesem Trimester auch zum ersten Mal spüren, wie dich dein Baby tritt.

· 13. WOCHE ·

Das Kleine

Bei deinem Baby (7,5 Zentimeter, 23 Gramm) erwacht das eigene Empfinden. Wenn es will, kann es seine winzigen Finger bewegen, die so groß sind wie Schokostreusel. Stell dir vor, du würdest zum ersten Mal mit deinen Fingerchen dein Mini-Gesicht ertasten und an deiner Lippe herumspielen! Einfach toll für den Fötus. Vielleicht kommt er auch dahinter, wie schön es ist, am Daumen zu lutschen. Damit kann er sich stundenlang beschäftigen. Weil Geschmacksknospen und Geruchssinn erwachen, schmeckt und riecht das Baby jetzt auch schon etwas.

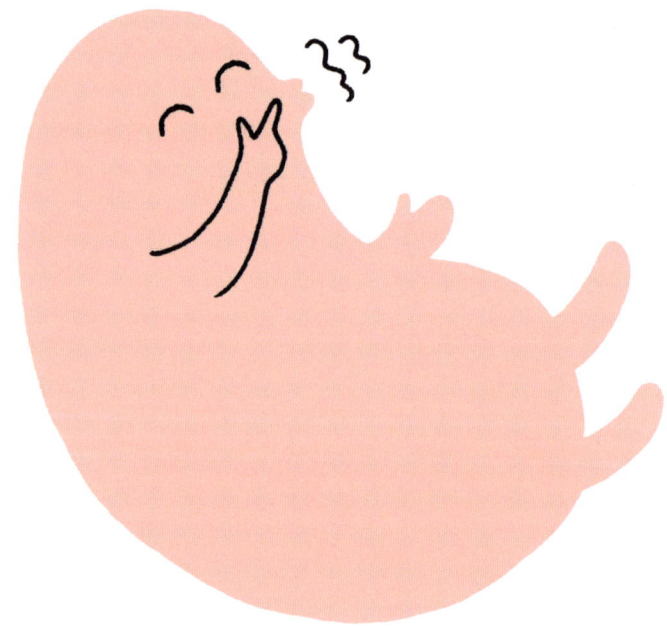

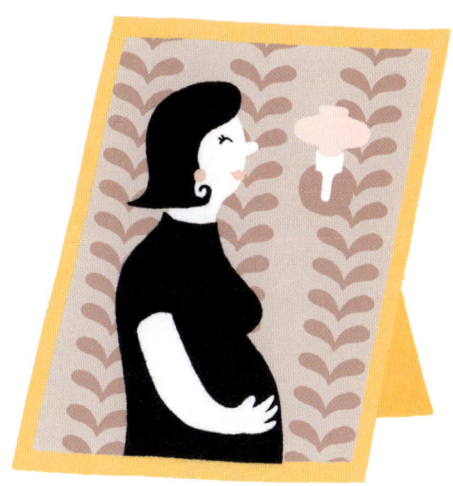

Die Große

Wegen der Hormone und der vielen Veränderungen in deinem Leben denkst du vermutlich viel nach – auch über Dinge, die dir noch nie durch den Kopf gegangen sind. Zum Beispiel dass deine eigene Mutter genauso mit dir im Bauch herumgelaufen ist wie jetzt du mit deinem Baby. Alles erscheint in einem anderen Licht. Manchmal brichst du grundlos in Tränen aus und brauchst jemanden, der den Arm um dich legt. Vor drei Monaten hast du noch gemütlich naschend auf dem Sofa gesessen und ungerührt Filme geschaut, jetzt treiben dir Szenen mit weinenden Babys die Tränen in die Augen. Sei dir bewusst, dass Männer in dieser Phase der Schwangerschaft oft ganz anders drauf sind. Sie denken: *Mist, ich rase auf den Abgrund zu. Mir bleiben nur noch wenige Monate, um mich zu verwirklichen.* Also stürzen sie sich fieberhaft in die Arbeit – ausgerechnet jetzt, wo du dir nichts mehr wünschst als eine beruhigende Hand. Sei nachsichtig mit deinem Partner. Du bist schon Mutter. Du trägst ein Kind im Bauch. Er aber fühlt sich noch nicht als Vater. Doch das kommt noch. Aber sag ihm ruhig, dass du unglücklich bist oder dich einsam fühlst und dass du dich nach seinen starken Armen sehnst. Die meisten Kerle trösten eigentlich ganz gern traurige Frauen. Man muss ihnen nur manchmal auf die Sprünge helfen.

49

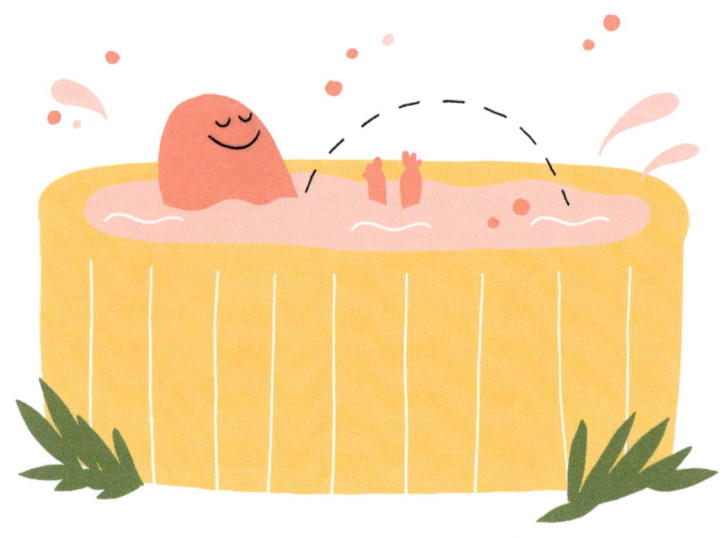

Das Kleine

Die meisten Abfallstoffe des Babys (neun Zentimeter, 43 Gramm) werden durch die Nabelschnur abtransportiert. Trotzdem pinkelt es auch ins Fruchtwasser. Denn die Nieren, die sich bereits in der sechsten Schwangerschaftswoche gebildet haben, nehmen jetzt die Arbeit auf. Das Baby kann auch Mund und Zunge bewegen und saugen. Es schluckt Fruchtwasser, spült damit die Nieren durch und lässt Urin ab. Dies ist für die Qualität des Fruchtwassers sehr wichtig. Fruchtwasser ist ein Cocktail aus Blutplasma, Baby-Urin und mehr als zwanzig Eiweißen, die sowohl von der Mutter als auch vom Baby stammen. Bakterien können sich darin nicht vermehren, was erklärt, warum Infektionen nach Fruchtwasserpunktionen so selten vorkommen. Das Fruchtwasser gibt dem Baby die Möglichkeit, Schwimmübungen zu machen, und schützt es gegen Stöße. Die Wassertemperatur bleibt immer gleich, egal ob die Mutter friert oder schwitzt. Das Baby trainiert im Fruchtwasser auch seine Lunge, weil es die Flüssigkeit ein- und aus-„atmet".

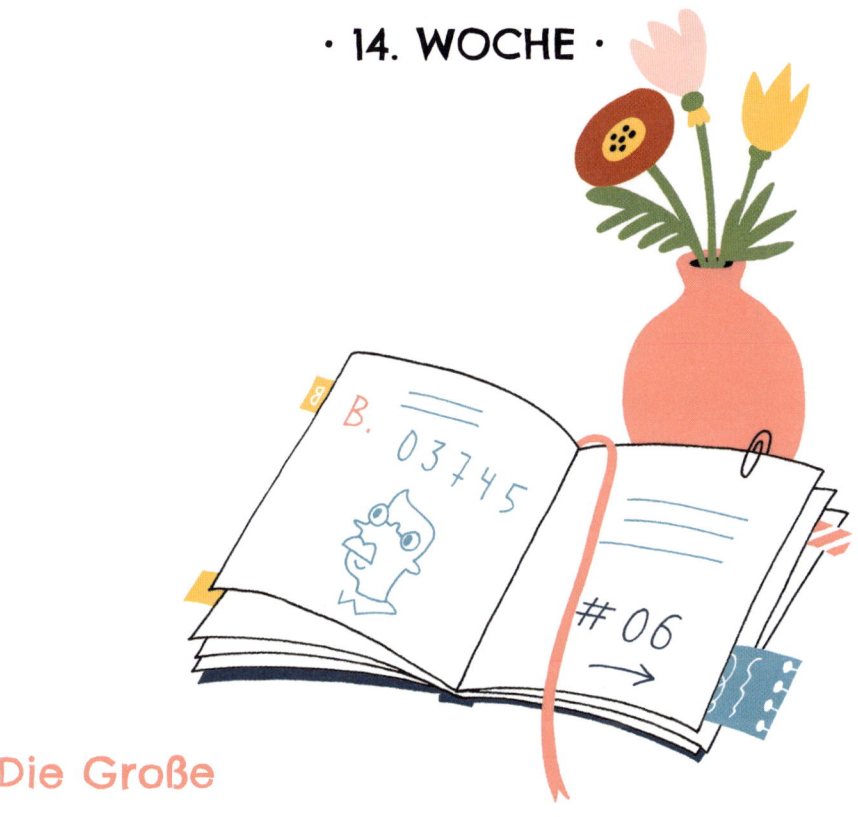

Die Große

Jetzt, zu Beginn des zweiten Trimesters, geht es dir wahrscheinlich langsam besser (falls es dir nicht schon vorher gut ging). Von nun an produzieren deine Eierstöcke nämlich weniger hCG, das Hormon, das wahrscheinlich schuld an deiner Übelkeit war. Natürlich machst du dir jede Menge Gedanken: über das Baby und dich selbst, über den komischen Vater, weil es dir im Bauch zieht oder weil dir eben gerade nichts wehtut. Sich Gedanken zu machen gehört dazu. Aber wenn es so viele werden, dass es dir ernsthaft Sorgen macht, dann schnapp dir das Telefon und ruf alle Ärzte, Hebammen und Heilpraktiker an, die du finden kannst. Gib erst auf, wenn du eine Antwort kriegst, die dich zufriedenstellt. Willkommen in der Welt der Mütter, die sich nicht mehr vom erstbesten Arzt, Dummschwätzer oder … Buchautor mit fadenscheinigen Weisheiten abspeisen lassen.

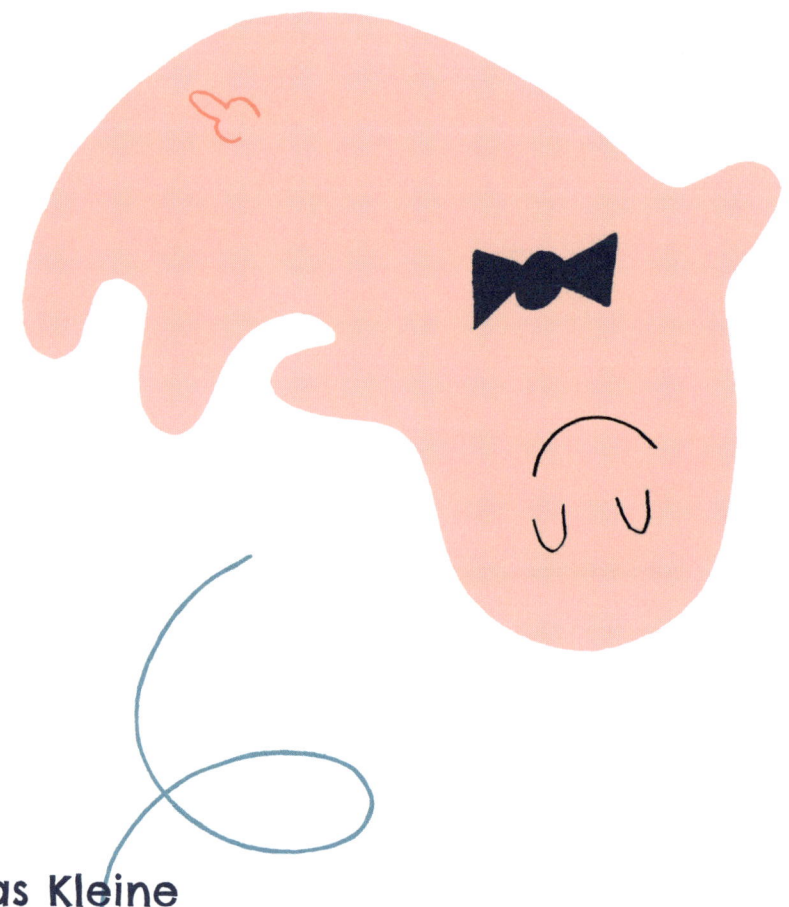

Das Kleine

Das Baby ist jetzt zehn Zentimeter lang und wiegt 70 Gramm. Schon seit der 13. Woche kann es seine Gliedmaßen einzeln bewegen und macht das inzwischen richtig geschickt. Die Nieren entwickeln sich weiter und der Körper holt im Verhältnis zum riesigen Kopf an Größe auf. Kleine Härchen bedecken das ganze Baby.

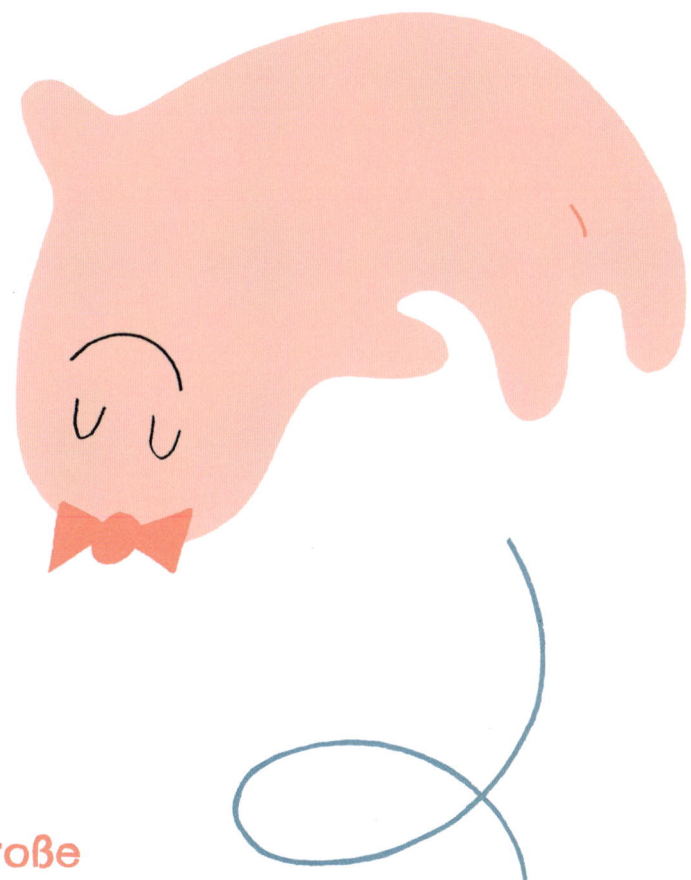

Die Große

Ungefähr ab dieser Woche ist es möglich, das Geschlecht des Babys zu bestimmen. Manche Mütter können die Zeit bis zum nächsten routinemäßigen Ultraschall gar nicht abwarten und lassen bei einem zusätzlichen Scan nachsehen, ob sie einen Jungen oder ein Mädchen bekommen.

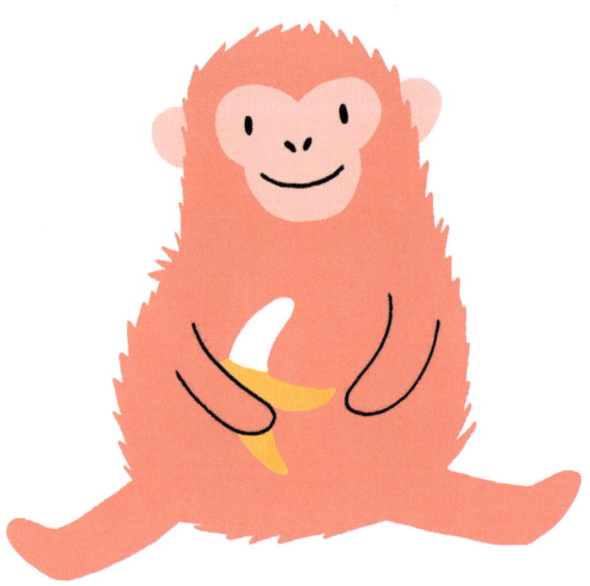

Das Kleine

Auf dem Kopf deines Babys (zwölf Zentimeter, 100 Gramm) wachsen feine Härchen. Während der nächsten Wochen bedecken sie auch seinen gesamten Körper, außer die Fußsohlen und Handflächen. Der farblose Flaum ist sehr weich, ganz anders als die Haare auf deiner eigenen Haut. Man nennt sie Lanugo-Härchen. Auch ungeborenen Affenbabys wachsen sie in diesem Stadium der Schwangerschaft. Bei uns Menschen verschwinden die Haare etwa im achten Schwangerschaftsmonat wieder. Manche Babys werden aber noch damit geboren. Später werden die Härchen durch andere Körperbehaarung ersetzt, das so-genannte „Vellus". Die Augenbrauen, die beim Fötus jetzt langsam sprießen, sind wiederum ein anderer Haartyp, das „Terminalhaar". Später wächst dem Kind das Terminalhaar auch auf dem Kopf – als das, was wir einfach unter Haare verstehen.

· 16. WOCHE ·

Die Große

Erfahrene Mütter erkennen einen Babytritt. Es fühlt sich ein bisschen an, als würde sich ein Pups zusammenbrauen oder ein Zwerg in deinem Bauch Popcorn machen – und doch irgendwie anders. Irgendwann in den nächsten sechs Wochen bist du dir plötzlich ganz sicher, dass es tatsächlich dein Baby ist, was du da spürst. Weil sich die Zusammenstellung des Bluts verändert, lagert sich bei dir vermehrt Flüssigkeit im Gewebe an. Witzigerweise ist das beste Gegenmittel, viel zu trinken. Je mehr du trinkst, desto mehr Flüssigkeit schwemmst du aus. Viele schwangere Frauen entdecken jetzt einen dunklen Streifen vom Nabel bis zum Schambein: die Linea nigra. Sie entsteht, weil in deinem Körper mehr Hautpigmente produziert werden. Wahrscheinlich ist auch deine Nase verstopft. Dieser Schwangerschaftsschnupfen kommt daher, dass vermehrt Blut durch das Gewebe strömt und die Nasenschleimhaut anschwillt. Das drückt dir die Nase zu. Deshalb kannst du auch Nasenbluten bekommen. Von nun an finden sich deine Abwehrstoffe auch im Blut des Babys. Du solltest einen Termin zum Ultraschall ausmachen – er steht in der 19. bis 22. Woche an. Dort wird geschaut, ob dein Baby gut wächst, es gesund ist, sich die Organe richtig entwickeln und du genügend Fruchtwasser hast.

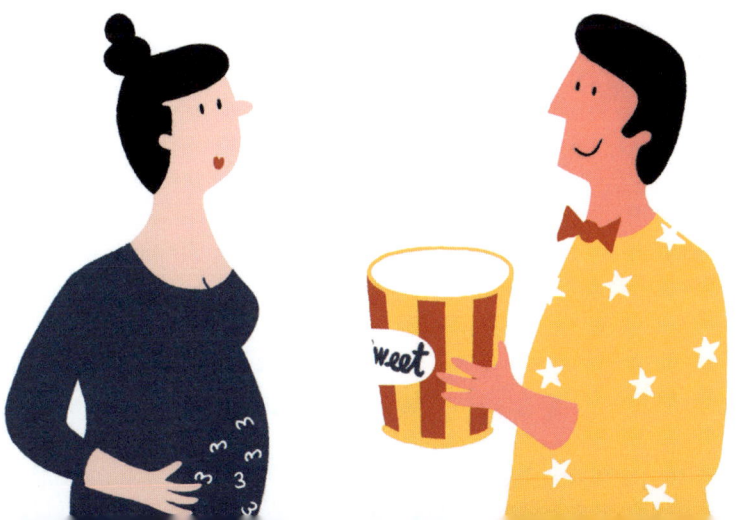

DIE SEELE DES UNGEBORENEN

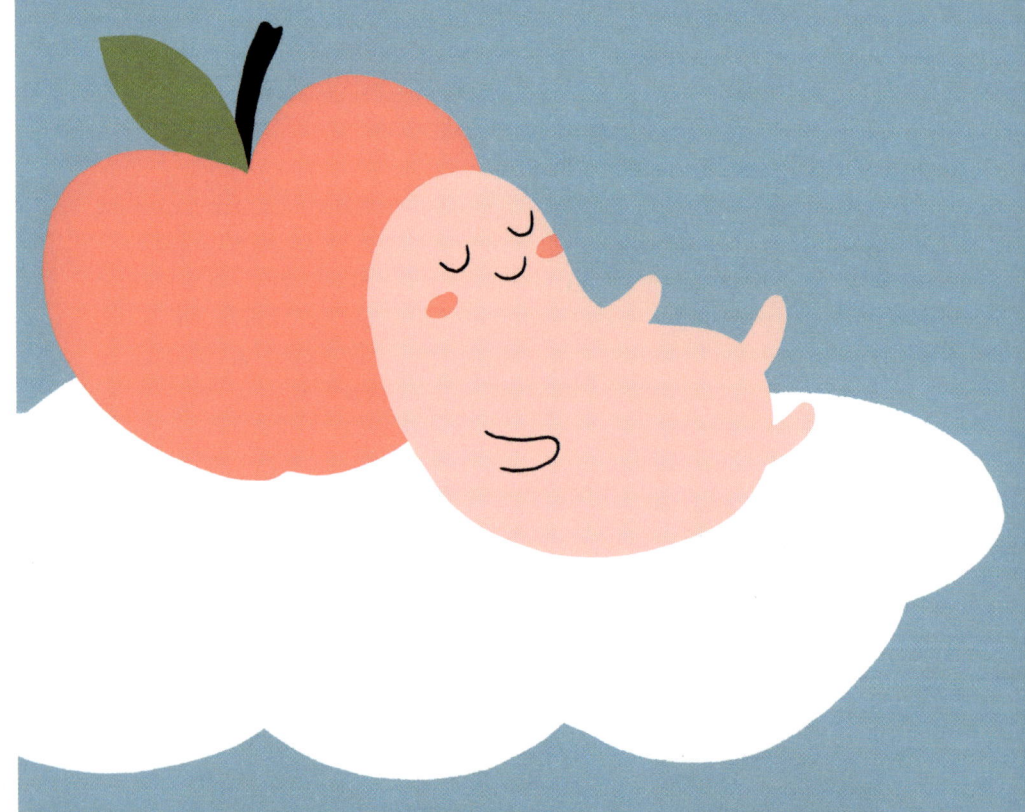

Was genau ist das da eigentlich in deinem Bauch? Ist es schon ein richtiger Mensch oder nennt man es mit Recht einfach nur „Frucht"? Mal angenommen, du bist mit Zwillingen schwanger: Haben sie vom ersten Moment an jeder eine Seele oder erst dann, wenn sich die Frucht spaltet? Falls du diese Fragen überflüssig findest, kannst du dieses Kapitel einfach über-blättern. Aber wenn du Lust hast, dich darauf einzulassen, dann erwarten dich ein paar bio-ethische Gedankenspiele.

Die befruchtete Eizelle

Eine befruchtete Eizelle ist zunächst nicht mehr als eine winzige Kugel, die nichts weiß, nichts fühlt und nichts denkt. Aber andererseits steht seit der Befruchtung die DNA fest: Das Wesen eines Menschen, seine Einzigartigkeit ist bereits geschaffen. Für einige bedeutet das: Aus spiritueller Sicht hat das Kind von Anfang an eine „Seele". Daher ist für viele, vor allem gläubige Menschen, schon die Befruchtung der Eizelle der Zeitpunkt der Menschwerdung.

Zwillinge

Aber wie ist das mit Zwillingen? Aus einer einzigen befruchteten Eizelle können sich eineiige Zwillinge entwickeln, zwei Individuen mit derselben DNA, die trotzdem ganz unterschiedliche Charaktere sind und zwei „Seelen" haben. Man könnte sagen, dass mit ihrer Entstehung zwei unterschiedliche Seelen erwachen.

EEG

Andere Bioethiker vertreten die Meinung, dass Leben vorhanden ist, wenn bei einem Elektro-Enzephalogramm (EEG) Gehirnaktivitäten gemessen werden. Patienten, bei denen keine Hirnströme mehr messbar sind, gelten zum Beispiel als klinisch tot. Warum also die Sache nicht umdrehen und die ersten gemessenen EEG-Werte als Anfang des Lebens sehen? So sind Hirnströme erst messbar, wenn das Gehirn voll ausgebildet ist, ungefähr ab der 12. Woche. Ab der 24. Woche ist die Aktivität besonders stark ausgeprägt und die ersten REM-Schlafphasen sind zu erkennen – der Fötus träumt. Ebenfalls im Zusammenhang mit der körperlichen Entwicklung, wenn auch nicht auf die Gehirnaktivität bezogen, sah der katholische Philosoph Thomas von Aquin im 13. Jahrhundert die Entwicklung der Seele. Er war der Überzeugung, die Seele des Babys erwache, sobald der Körper für die sogenannte „Vernunftseele" weit genug entwickelt sei – für ihn am 40. Tag der Schwangerschaft.

Geburt

Es gibt auch Biologen, die die Geburt als Beginn menschlichen Lebens ansehen, weil das Baby erst ab diesem Zeitpunkt unabhängig von der Mutter existieren kann. Lunge, Herz und Blutgefäße verändern sich in dem Moment, in dem das Kind seinen ersten Atemzug nimmt.

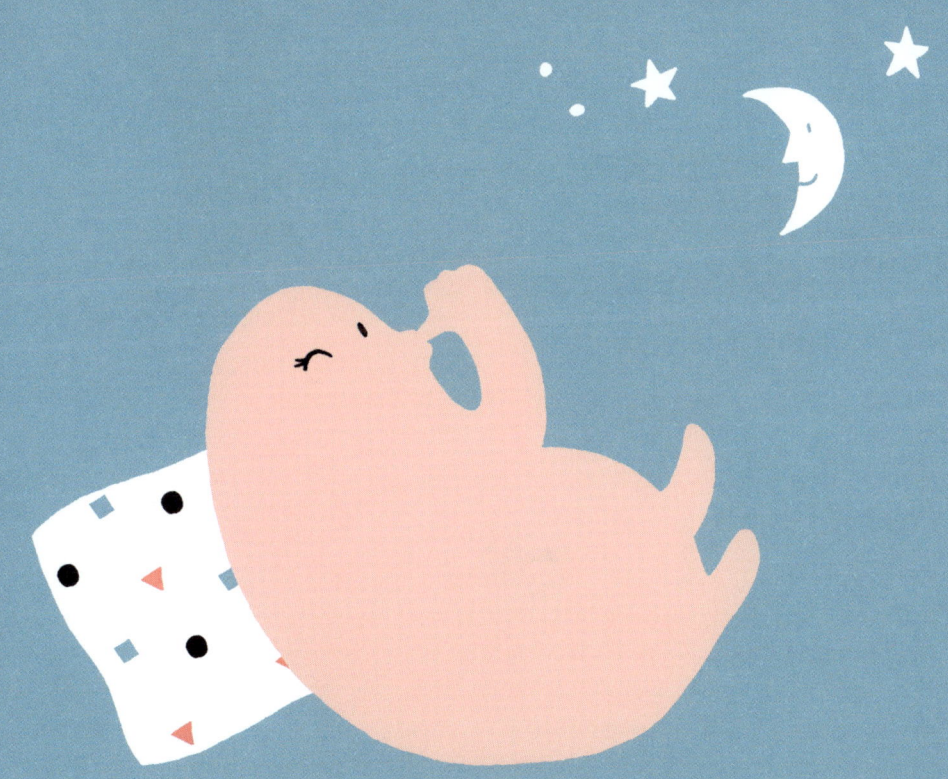

· 17. WOCHE ·

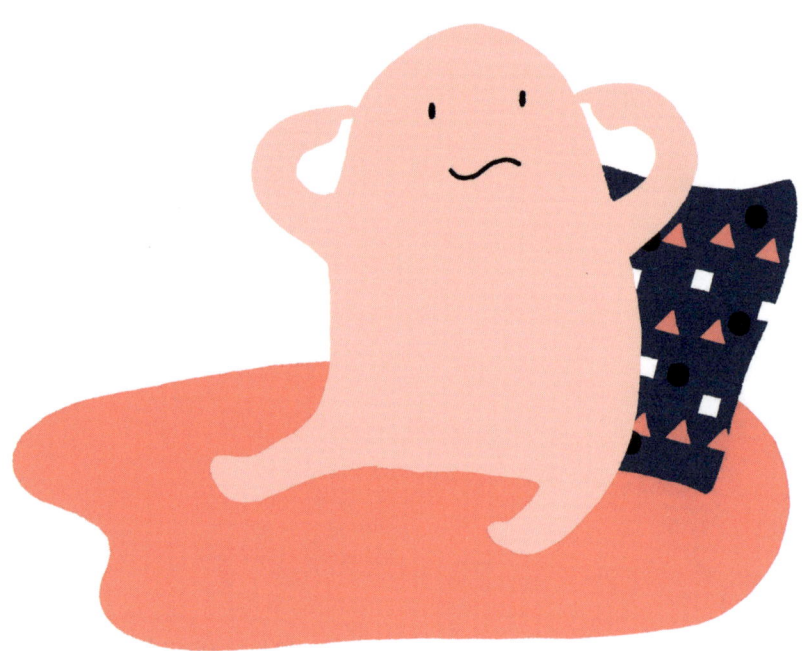

Das Kleine

Das Baby ist jetzt 13 Zentimeter groß und wiegt 140 Gramm. Seine Gehörknöchelchen haben ihren Platz eingenommen und vielleicht kann es dich sogar schon singen hören. Irgendwann in den nächsten drei Wochen wird es die ersten Geräusche von außen wahrnehmen. Manche Frauen stellen fest, dass Gelächter mit einem Tritt in den Bauch beantwortet wird. Falls du noch nichts spürst, ist das kein Grund zur Sorge. Das kann schon noch ein paar Wochen dauern, vor allem wenn es dein erstes Kind ist.

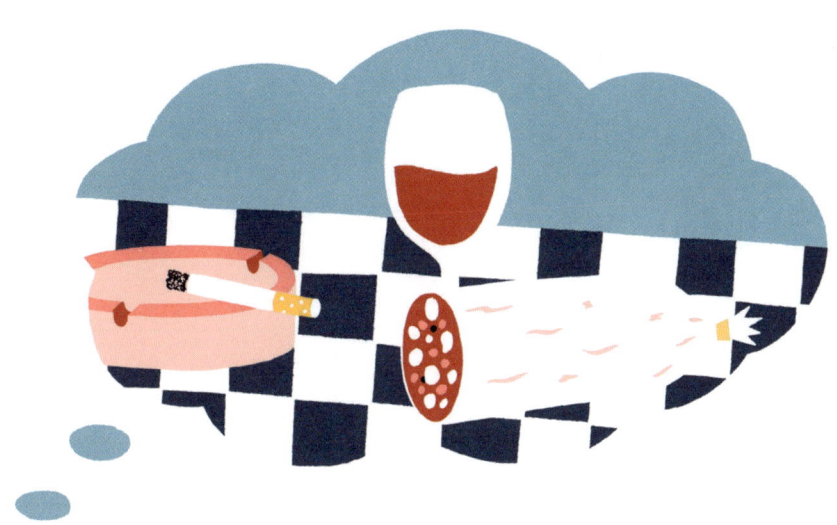

Die Große

In dieser Phase der Schwangerschaft wirkst du fit und gesund. Deine Wangen sind gerötet und langsam ist deutlich zu erkennen, dass du schwanger bist. Vielleicht nervt es dich ab und zu, weil du so vieles nicht darfst: keinen Wein trinken, nicht rauchen und keine frische Salami essen. Das Reinigen des Katzenklos hingegen überlässt du natürlich sehr gern jemand anderem. Hast du das Gefühl, ständig von anderen beäugt und kritisiert zu werden? Vermutlich fühlst du dich von den vielen Besserwissern genervt, die den genauen Durchblick haben, was deinem Baby alles schadet. „Wenn du zweimal die Woche … ist das Risiko höher, dass … Studien zeigen, dass Kinder von …" Und trotzdem: Auch wenn du kein Kreuzchen in einer statistischen Grafik bist, lies ruhig einmal das Kapitel über das Gehirn und was seiner Entwicklung schaden kann (S. 78).

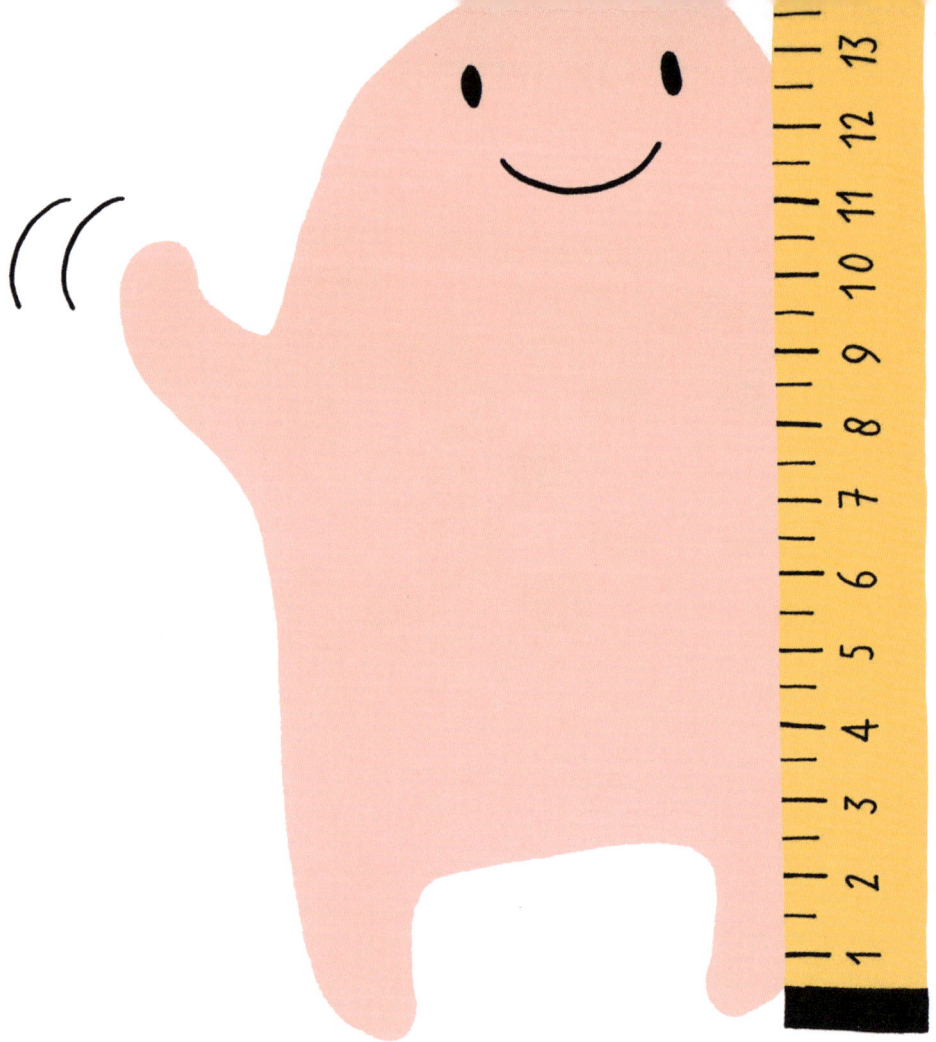

Das Kleine

Das Baby wächst jetzt rasant und ist mittlerweile 14 Zentimeter lang bei einem Gewicht von ungefähr 200 Gramm. Der Körper verringert seinen Rückstand zum Kopf erneut, die Proportionen gleichen sich immer mehr an.

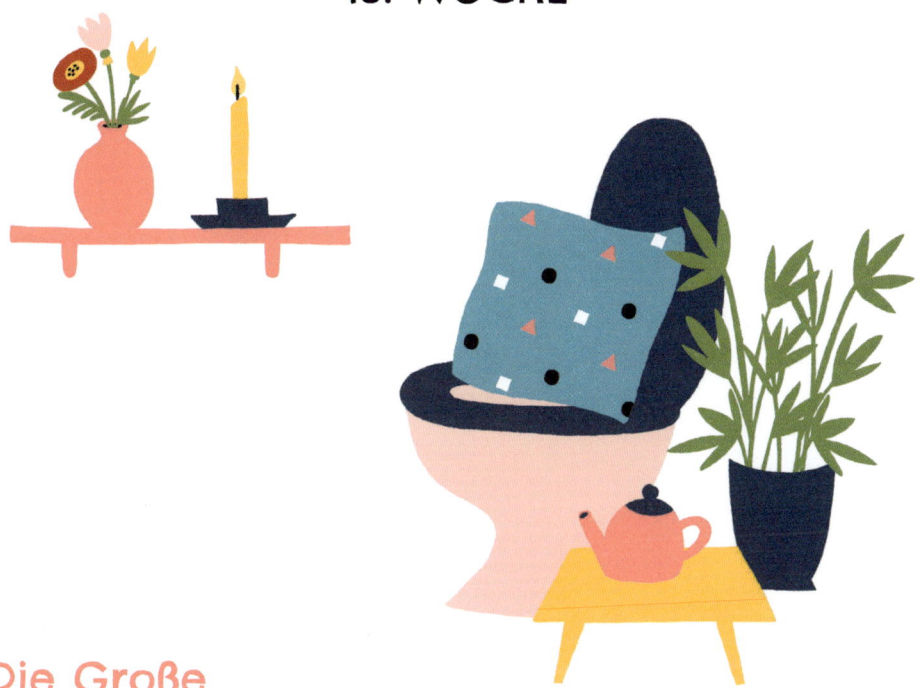

Die Große

Viele Frauen leiden in diesem Stadium der Schwangerschaft unter Schwindel und Kurzatmigkeit und wundern sich über neue dunkle Flecken auf der Haut. Falls Sommer ist, solltest du dich gründlich mit Sonnencreme einschmieren, damit du keine Pigmentflecke im Gesicht bekommst. Du hast manchmal das Gefühl, du wohnst halb auf dem Klo? Wieso das so ist, darüber streiten sich die Forscher. Möglicherweise sind Progesteron oder Östrogen schuld an der ständigen Verstopfung: Rund um diese Woche übernimmt die Plazenta die komplette Progesteron-Produktion. Die Schwangerschaftshormone scheinen die Darmmuskeln zu entspannen, wodurch der Stuhlgang nicht mehr so rundläuft. Hilf der Natur auf die Sprünge und nimm viele Ballaststoffe zu dir oder mach einen langen Spaziergang. Und steck dir auf dem Weg zum Klo spannende Lektüre oder dein Smartphone ein – ein aufgeladener Akku kann sicher auch nicht schaden.

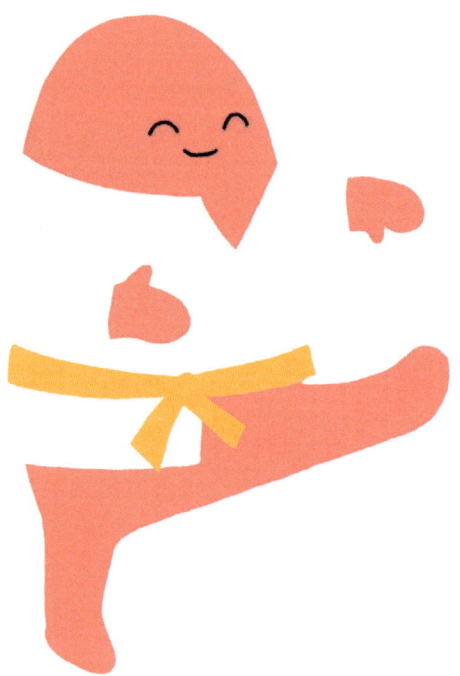

Das Kleine

Das Baby (15 Zentimeter, 240 Gramm) beginnt jetzt, erste Erfahrungen zu machen. Seine Sinnesorgane haben Kontakt mit einem eigenen spezialisierten Teil des Gehirns aufgenommen. Der Fötus entwickelt auch erste Reflexe. Bisher waren seine Bewegungen wahrscheinlich unwillkürlich. Um seine Nerven bildet sich eine Isolierschicht, das sogenannte Myelin, dank der die Impulse viel schneller durch die Nerven geleitet werden können. Wenn du ein Mädchen bekommst, entwickeln sich jetzt schon die kleinen Eierstöcke und Eizellen.

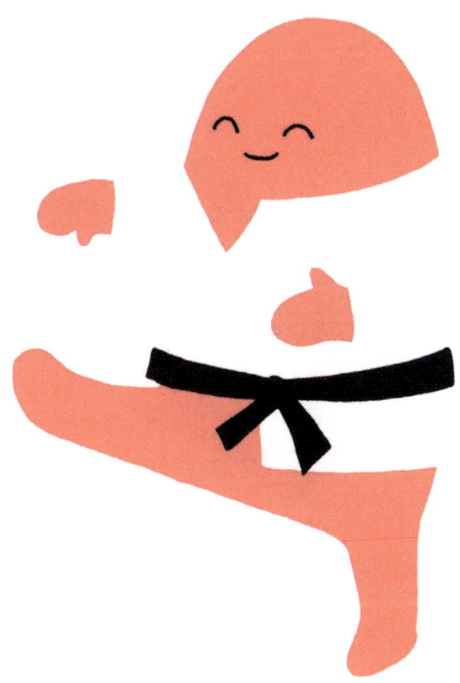

Die Große

Dass dein Baby fleißig tritt, ist jetzt sehr deutlich zu spüren. Auch von außen. Wenn du deine Hand auf deinem Bauch bewegst, schwimmt das Kleine manchmal in ihre Richtung. Hast du eine Vorderwand-Plazenta, kann es sein, dass du noch nicht so viel spürst. Bei manchen Frauen dauert es bis zur 24. Woche. In diesem Fall fühlst du dich im Moment vielleicht ein bisschen komisch: Dir ist nicht mehr übel und du bist nicht mehr so müde, aber du spürst dein Baby noch nicht. Eigentlich ist es so wie immer.

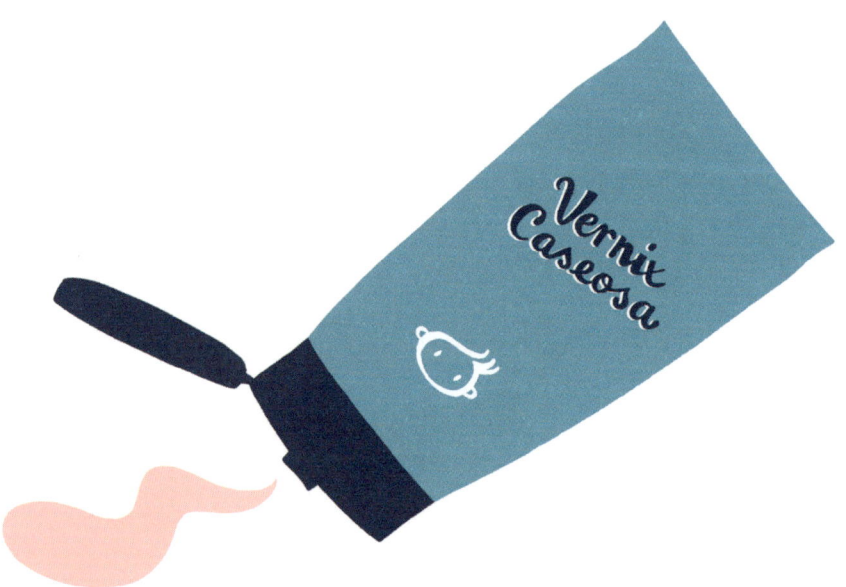

Das Kleine

Das Baby ist jetzt ungefähr 16 bis 17 cm lang und wiegt etwa 300 Gramm. Wunder dich übrigens nicht, wenn du in einem anderen Schwangerschaftskalender blätterst: Ab der 20. Woche messen die Hebammen nämlich anders, statt vom Scheitel bis zum Popo vom Scheitel bis zu den Füßen. Dadurch ist das Baby dann 26 cm lang. Für die Haut des Babys ist diese Phase eine wichtige Zeit. Sie besteht jetzt aus zwei Schichten: der oberen (Epidermis) und der unteren (Dermis). Die obere Schicht sieht aus, als wäre das Baby mit einer fettigen Salbe eingeschmiert, die die Haut schützt – der Käseschmiere (Vernix Caseosa). Sie enthält antibakterielle Eiweiße und schirmt die Babyhaut, so gut es geht, gegen das Fruchtwasser ab. Heute wird empfohlen, die Käseschmiere nach der Geburt nicht abzuwaschen, weil sie eine Schutzschicht für das Baby ist.

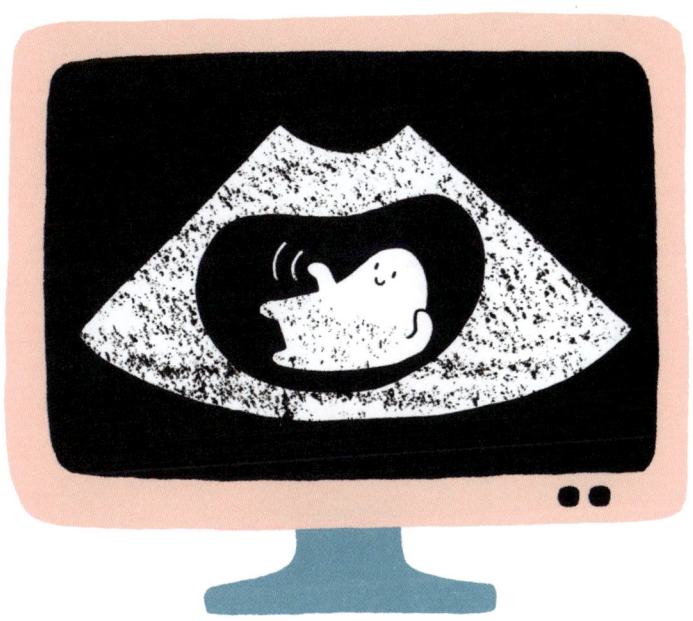

Die Große

Die Schwangerschaft geht voran – endlich Halbzeit! Abgesehen von der Lunge ist dein Baby so gut wie fertig und muss nur noch wachsen. Ungefähr jetzt steht für euch beide wahrscheinlich ein großer Ultraschall an, bei dem die Ärztin gründlich nachschaut, ob an deinem Baby alles dran ist, was dran gehört. Auch wenn der Ultraschall dafür eigentlich nicht gedacht ist, kann man oft gut erkennen, ob es ein Junge oder ein Mädchen wird.

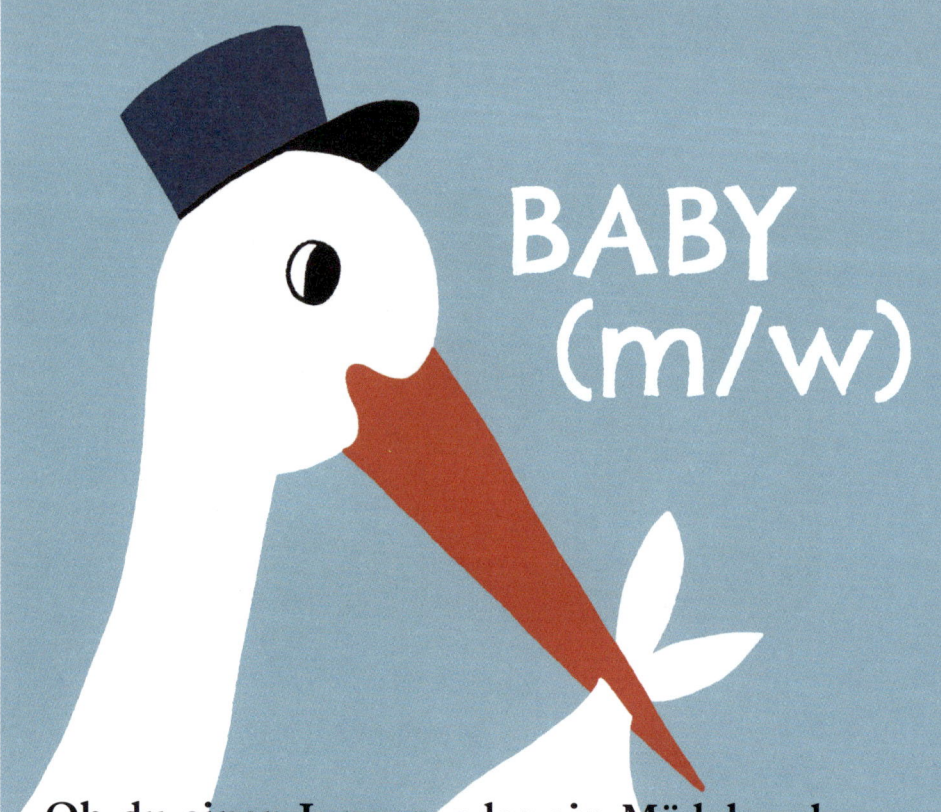

BABY
(m/w)

Ob du einen Jungen oder ein Mädchen bekommst, hängt von der Samenzelle ab,
mit der du befruchtet wurdest. Steckt darin
ein X-Chromosom, wird es ein Mädchen,
bei einem Y-Chromosom ein Junge. Bis zur
achten Schwangerschaftswoche sind Jungs
und Mädchen jedoch äußerlich gleich.

In der achten Woche nach der Befruchtung nehmen bei Jungen die Hoden, die noch im Körper stecken, die Testosteron-Produktion auf. Alles, was wir Menschen „typisch jungenhaft" finden, ist Folge des Testosterons. Es sorgt auch dafür, dass die Hoden aus dem Körper heraustreten und dem kleinen Jungen ein winziger Penis wächst. Es ist also nicht so, dass das Östrogen für die weiblichen Merkmale sorgt. Das Weibliche ist erst einmal Standard und erst unter Einfluss von Testosteron kann daraus ein Junge entstehen.

Typisch Junge, typisch Mädchen

Die Testosteron-Produktion beginnt um die achte Woche herum, hat in der 16. Woche ihren Höhepunkt und nimmt um die 24. Woche wieder ab. Die Zeit zwischen der zehnten und der 25. Woche scheint also die entscheidende für die Entstehung der Männlichkeit und Weiblichkeit des Babys zu sein. Auch der Testosteronspiegel der Mutter kann Einfluss auf das Baby haben. Die Mütter von sehr jungenhaften Mädchen hatten oft einen höheren Testosteronwert in der Gebärmutter als Mütter von Mädchen-Mädchen. Durch die hormonellen Schwankungen in der Schwangerschaft gibt es so gut wie keine Mädchen ohne jungenhafte Züge und keine Jungen ohne mädchenhafte Züge. Bei einem Neugeborenen scheinen die Unterschiede zwischen Jungen und Mädchen nur darin zu liegen, dass die einen Hoden und einen Penis haben, die anderen nicht. Aber auch das Gehirn der Jungen entwickelt sich anders als das der Mädchen. Es ist größer und schwerer, aber nicht so kompakt. Die Gehirnhälften verknüpfen sich unter Einfluss des Testosterons auch anders. Dies wird schon bald nach der Geburt deutlich. Jungen, die einen starken Testosteron-Schub hinter sich haben, zeigen mehr Interesse an Gegenständen wie Mobiles über der Wiege, während Mädchen-Mädchen eher von Gesichtern fasziniert sind. Die meisten Babys aber zeigen weder das eine noch das andere Extrem.

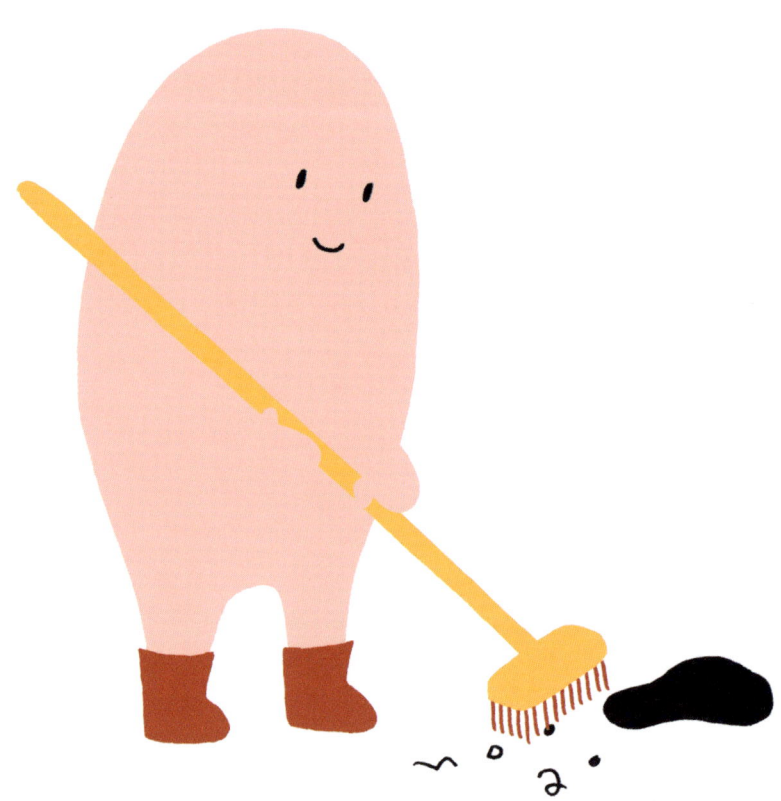

Das Kleine

Der Darm nimmt die Arbeit auf und transportiert Haare und andere Abfälle aus dem Fruchtwasser ab. Das Mekonium bildet sich, eine teerartige Substanz, sozusagen der Stuhl des Ungeborenen. Es ist dein erstes Kind? Keine Sorge, du wirst das Mekonium nach der Geburt noch kennenlernen, und diese Begegnung wirst du nie vergessen.

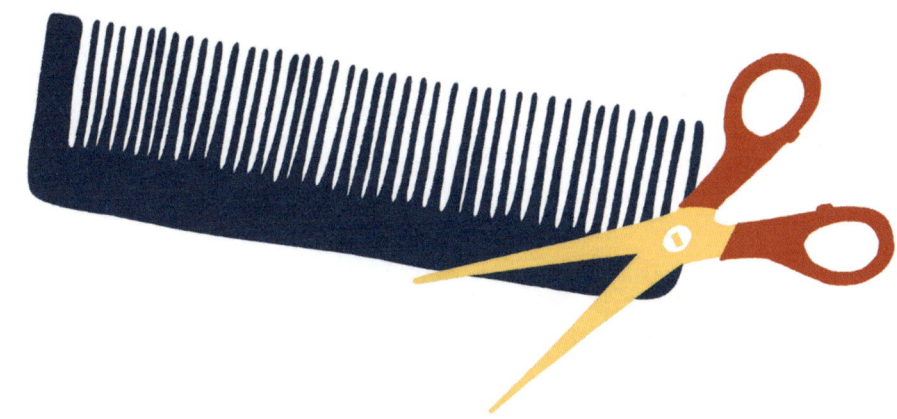

Die Große

In der zweiten Hälfte der Schwangerschaft leiden viele Frauen unter Sodbrennen. Das ist ein brennendes Gefühl irgendwo in der Speiseröhre. Ein Schwangerschaftsmythos besagt, dass Schwangere, die unter Sodbrennen leiden, Babys mit Haaren zur Welt bringen. Kathleen Costigan von der *Dublin City University* hat sich aufgemacht, dies mit Fakten zu widerlegen. Aber zu ihrer Überraschung bekamen in der nicht repräsentativen Studie tatsächlich 82 % der Frauen mit Sodbrennen Babys mit Haaren. Die Mehrheit der Mütter ohne Sodbrennen bekam kahlköpfige Babys. Die Theorie dazu ist, dass die Hormone Progesteron und Östrogen nicht nur den Haarwuchs der Babys anregen, sondern auch entspannend auf den unteren Schließmuskel der Speiseröhre wirken. So kann die Magensäure leichter in die Speiseröhre fließen. Langer Rede kurzer Sinn: Wenn du unter Sodbrennen leidest, solltest du zur Geburt vorsichtshalber einen Kamm und eine Tube Baby-Haar-Gel bereithalten.

Das Kleine

Es sieht aus wie ein Miniaturbaby. Genau wie ein echtes Kind, mit kleinen rosa Lippen, Wimpern und Augenbrauen, aber das Ganze auf nur 28 Zentimetern bei einem Gewicht von 430 Gramm. Die Knochen härten sich immer mehr. Wenn du einen Jungen im Bauch hast, machen sich seine Hoden auf den Weg nach unten.

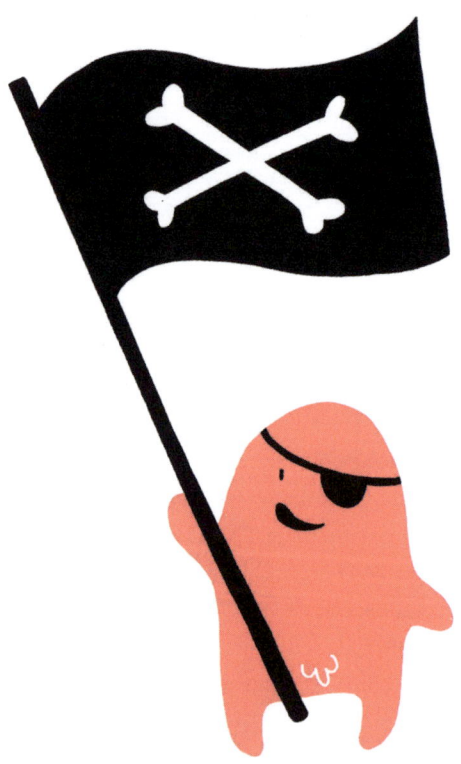

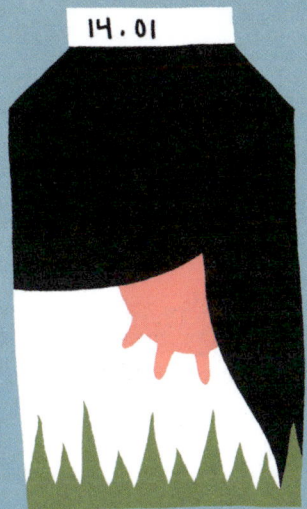

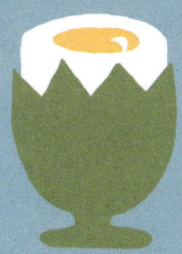

Die Große

Dein Baby braucht Kalzium, Vitamin D und Phosphor, damit sich Zähne und Knochen
gut entwickeln. Daher ist deine Hebamme so dahinter, dass du genügend Kalzium und
Vitamin D zu dir nimmst. Über Phosphor spricht sie wahrscheinlich nicht so viel, denn
das steckt in Joghurt, Hühnchen und Ei, und du isst vermutlich ohnehin gut. Wenn das
Baby über das Blut nicht genügend Baustoffe bekommt, holt es sie sich bei dir. Die
Knochendichte von Schwangeren und Stillenden kann sich so um bis zu 10 % verringern
und du brauchst Nachschub. Sollte dich also Hunger auf Kreide überkommen, dann gibt
ihm nach. Stechende Bauchschmerzen können auch auftreten. Oft ist die Ursache, dass
sich die Gebärmutter und die sie umgebenden Muskeln dehnen. Das fühlt sich unangenehm an, ist aber normal. Bevor du dich aber verrückt machst, schnapp dir das Telefon
und ruf deine Hebamme oder Ärztin an. Hab keine Angst, ihnen auf die Nerven zu
gehen. Niemand wird dir böse sein. Für eine schwangere Frau hat jeder Verständnis!

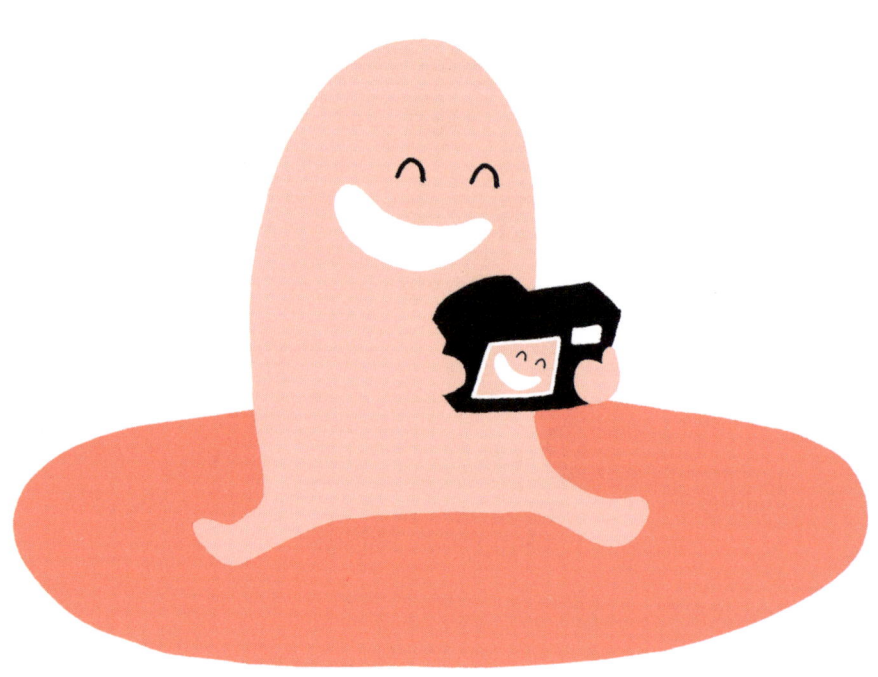

Das Kleine

Das Baby ist jetzt 29 Zentimeter lang und wiegt ungefähr 500 Gramm. Es trainiert seine Atmung und klammert sich ab und zu mit der Faust an der Nabelschnur fest. Unter der Haut bilden sich jetzt auch die kleineren Blutgefäße. Weil die Haut noch durchsichtig ist, kann man die Blutbahnen sehen – sofern sich eine Kamera in der Gebärmutter befindet.

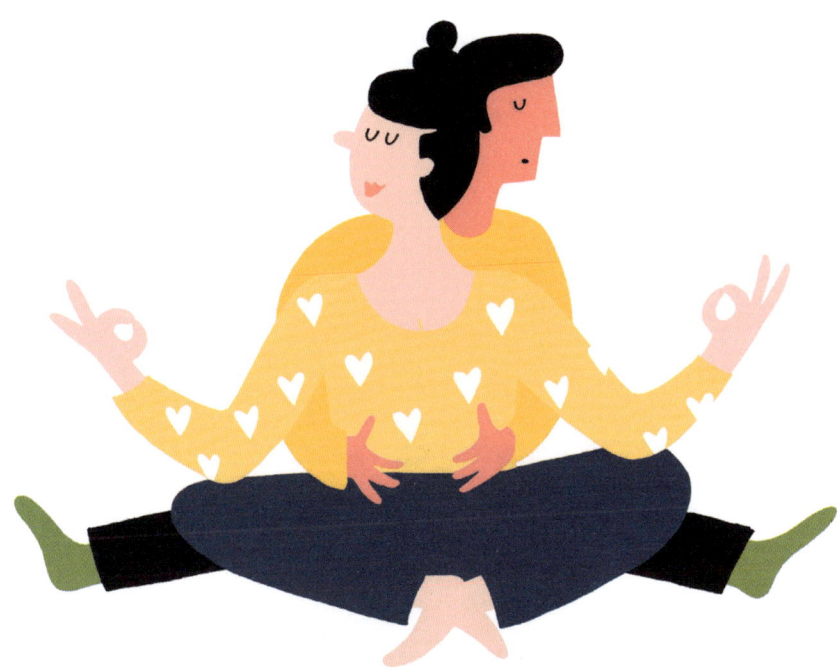

Die Große

Jetzt kann wahrscheinlich auch schon der werdende Vater die Tritte des Babys spüren. Wenn er seinen Kopf auf deinen Bauch legt, verpasst es ihm vielleicht sogar einen heftigen Karatetritt. Dein Freund erbleicht beim ersten Anblick des wabernden Bauches und ihm wird schlecht? Das legt sich wieder. Jetzt wäre ein guter Zeitpunkt, mit ihm zusammen ein paar Hechel-, Yoga-, Meditations- oder Hypnobirthing-Übungen zu machen. Vielleicht fragst du dich: „Hypnobirthing? Ich bin doch nicht durchgeknallt!" Nein, bist du nicht, aber beschäftige dich trotzdem mal damit. Vor allem, wenn du viel grübelst oder sehr schmerzempfindlich bist. Oder hast du dich schon für eine PDA entschieden? Hauptsache, du fühlst dich wohl bei der Entbindung!

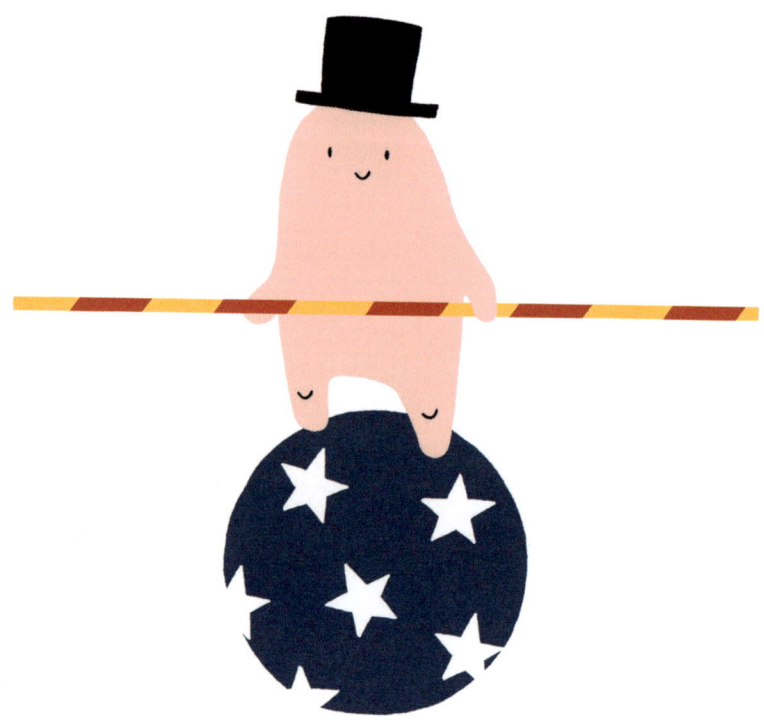

Das Kleine

Inzwischen wiegt dein Baby 600 Gramm und ist gut 30 Zentimeter groß. Jetzt lernt es, seinen Gleichgewichtssinn zu nutzen. Es bekommt ein Gefühl für Raum und Lage und nimmt seine Umgebung dadurch ganz anders wahr. Die Nerven stellen eine Verbindung zur Großhirnrinde her, die Gehirnaktivität nimmt enorm zu. Ob das Baby jetzt schon Schmerzen spürt, ist nicht sicher, da die Großhirnrinde noch nicht ganz ausgereift ist. Die Hälfte aller Kinder könnte jetzt schon mit intensivmedizinischer Hilfe außerhalb der Gebärmutter überleben.

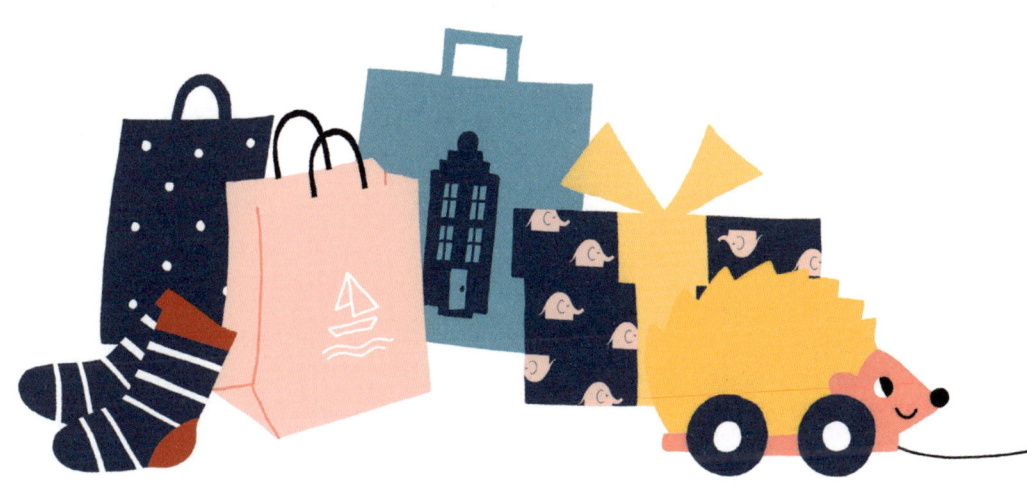

Die Große

Sicher, es ist eine super Sache, sich in der Schwangerschaft mit einer Tüte Chips aufs Sofa zu fläzen und die Glotze anzuschalten. Trotzdem schadet es nicht, ab und zu mal aufzustehen. Unser Körper ist nicht fürs Sitzen gemacht, sondern fürs Laufen, Springen und andere Bewegung. Warum läufst du also nicht einfach in der Stadt von Babyladen zu Babyladen und suchst schon mal für später nach Stramplern und Lätzchen? Natürlich nur, um in Form zu bleiben.

DIE ENTWICKLUNG DES GEHIRNS

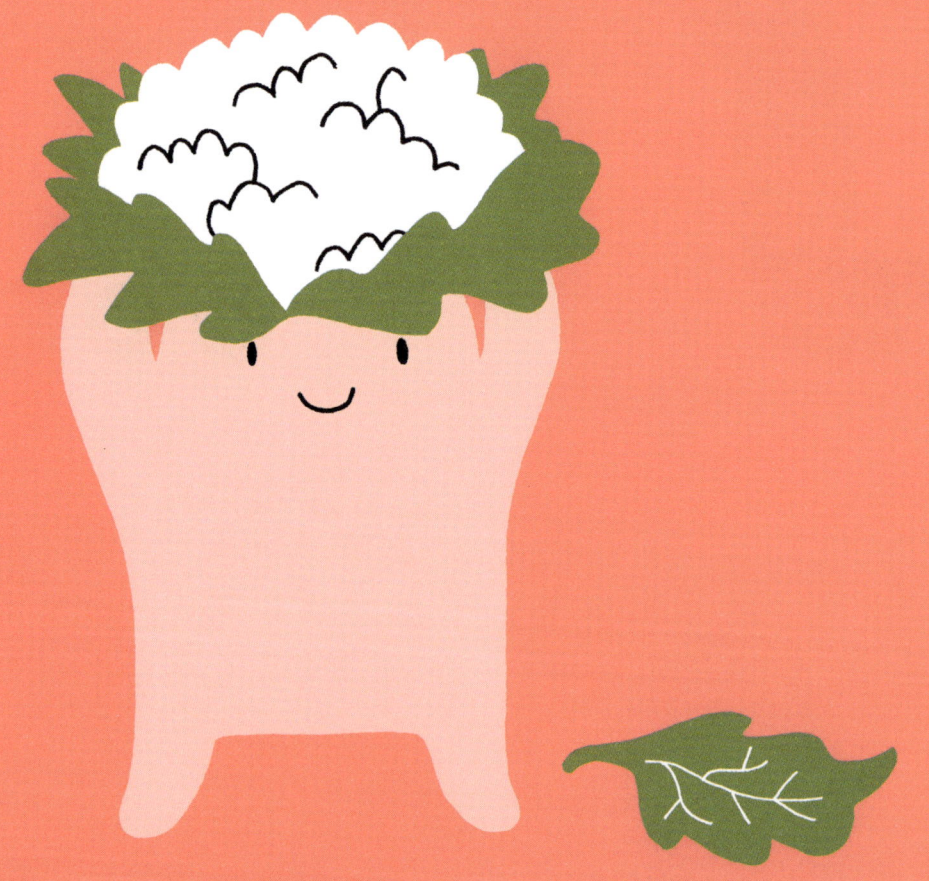

Die Natur ist voll von großartigen und komplexen Strukturen. Bonsaibäume. Verästelte Korallen. Hast du schon mal einen Schmetterlingsflügel aus der Nähe betrachtet? Du wirst die wundersamsten Formen entdecken. Die komplexeste aller Strukturen aber besitzt das menschliche Gehirn (auch wenn es nach ziemlicher Angeberei klingt, wenn ein Mensch das selber behauptet).

Von der Zelle zur Gehirnhälfte

In der frühen Embryonalzeit bilden sich aus den Stammzellen – den Zellen, die noch alles werden können – verschiedene Zellarten. Rund zwei Wochen nach der Befruchtung trägst du in deinem Bauch eine Art blättrige Scheibe aus drei Schichten und drei verschiedenen Zelltypen: Ektoderm, Endoderm und Mesoderm. Das Ektoderm ist die oberste Schicht, sozusagen die „Schale". Darunter sitzt das „Fruchtfleisch", das Mesoderm, und ganz unten liegt das Endoderm. Von diesem Moment an ist festgelegt, was aus den Zellen wird. Aus letzerem bilden sich Darmtrakt, Luftröhre, Leber und Magen. Das Fruchtfleisch entwickelt sich zu Skelett und Muskeln. Aus der Schale selbst wachsen die Zellen, aus denen Haut, Nervenzellen und das Gehirn entstehen.

An der oberen Schicht der Frucht bildet sich eine Furche, die immer tiefer wird und sich zuletzt von oben wieder verschließt, sodass ein Röhrchen entsteht: das Neuralrohr. Dies ist der Beginn der Nervenbahn, die vom Kopf bis zum Rücken verläuft. Die beiden Enden des Röhrchens schließen sich mit der Zeit. Wächst aber beispielsweise die Unterseite nicht richtig zu, ist Spina bifida die Folge, der sogenannte offene Rücken. Dies ist der Grund, warum du von allen Seiten geraten kriegst, schon frühzeitig Folsäure einzunehmen. Denn dies senkt das Risiko, dass sich das Neuralrohr nicht richtig verschließt.

An der Oberseite des Neuralrohrs bilden sich drei Bläschen, die Vorläufer der beiden Gehirnhälften und des Stammhirns. Aus dem ersten und dem dritten Bläschen entwickeln sich je zwei neue Bläschen, die Vorformen der verschiedenen „Abteilungen" im Gehirn (die Großhirnhälften mit Zwischenhirn, Mittelhirn, Pons und Kleinhirn sowie das „verlängerte Rückenmark", auch Medulla oblongata genannt).

Gehirnzellenfabrik

Im Inneren des Neuralrohrs findet sich die reinste Gehirnzellenfabrik: Durch Zellteilung entstehen dort 50.000 neue Neuronen pro Sekunde. So bildet sich vom Rand des Röhrchens her eine Schicht neuer Nervenzellen. An der Oberseite, bei den Gehirnbläschen, wächst eine Art verästelte Struktur aus Nervenzellen, sogenannte Gliazellen. An diesen Ästen klettern die Nervenzellen hinauf. Die Neuronen, die als Erstes ankommen, bilden die innerste Schicht des Gehirns, die, die als Letztes ankommen – in der 26. Schwangerschaftswoche –, die äußerste. Dieser Prozess kann gestört werden, wenn die Mutter in der Schwangerschaft Alkohol trinkt. Hinzu kommt, dass Alkohol die Blut-Hirn-Schranke durchdringt, die das Gehirn vor gefährlichen Stoffen schützt. Deshalb ist leider jedes Glas Wein, das du trinkst, gefährlich. Man vertut sich zudem schnell mit der Menge, die man trinkt. Darum ist es in jedem Fall richtig, auf der sicheren Seite zu bleiben und Alkohol ganz stehen zu lassen.

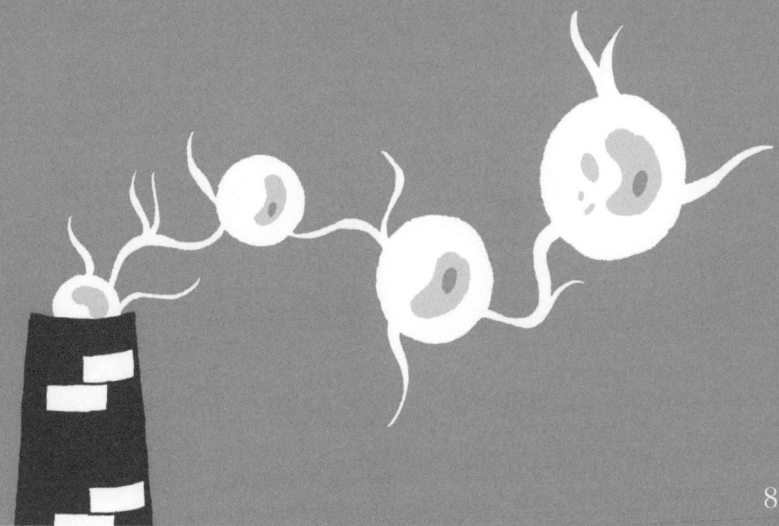

Elektrische Drähte

Wenn die Nervenzellen ihre Endposition erreicht haben, wachsen aus ihnen Verästelungen, die größer und größer werden und Verbindungen zu anderen Neuronen eingehen. Diese Verbindungen werden Synapsen genannt. Man kann sie sich wie elektrische Drähte vorstellen, die die verschiedenen Zellen miteinander verbinden. Die Synapsenbildung beginnt im zweiten Trimester der Schwangerschaft und begleitet uns das ganze Leben. Es gibt zwei Sorten: die Dendriten, die Informationen aufnehmen können, und die Axonen, die Informationen weiterleiten. Wie sich die Fasern verzweigen, hängt nicht allein von genetischen Faktoren ab. Auch die Umgebung spielt eine Rolle sowie Gesundheitszustand, Ernährung und die mentale Verfassung der Mutter.

Ein schönes Wort: Myelin

Die letzte Phase der Hirnreifung nennt man „Myelinisierung". An den Verästelungen bildet sich eine Schicht Myelin, eine Art Fett, durch das die elektrischen Signale der Gehirnzellen schneller weitergeleitet werden. Das Myelin entsteht kurz nach der Geburt an den Nervenzellen, die für Tast- und Geruchssinn und das Gehör verantwortlich sind. Später bildet es sich an den Neuronen, die komplexe assoziative und kognitive Funktionen steuern. Als Allerletztes werden die Gehirnhälften des präfrontalen Cortex, der für das langfristige Planen und das Einschätzen von Konsequenzen zuständig ist, mit Myelin überzogen – das kann ungefähr bis zum 20. Lebensjahr dauern. Und bei manchen Menschen dauert es vielleicht auch noch länger.

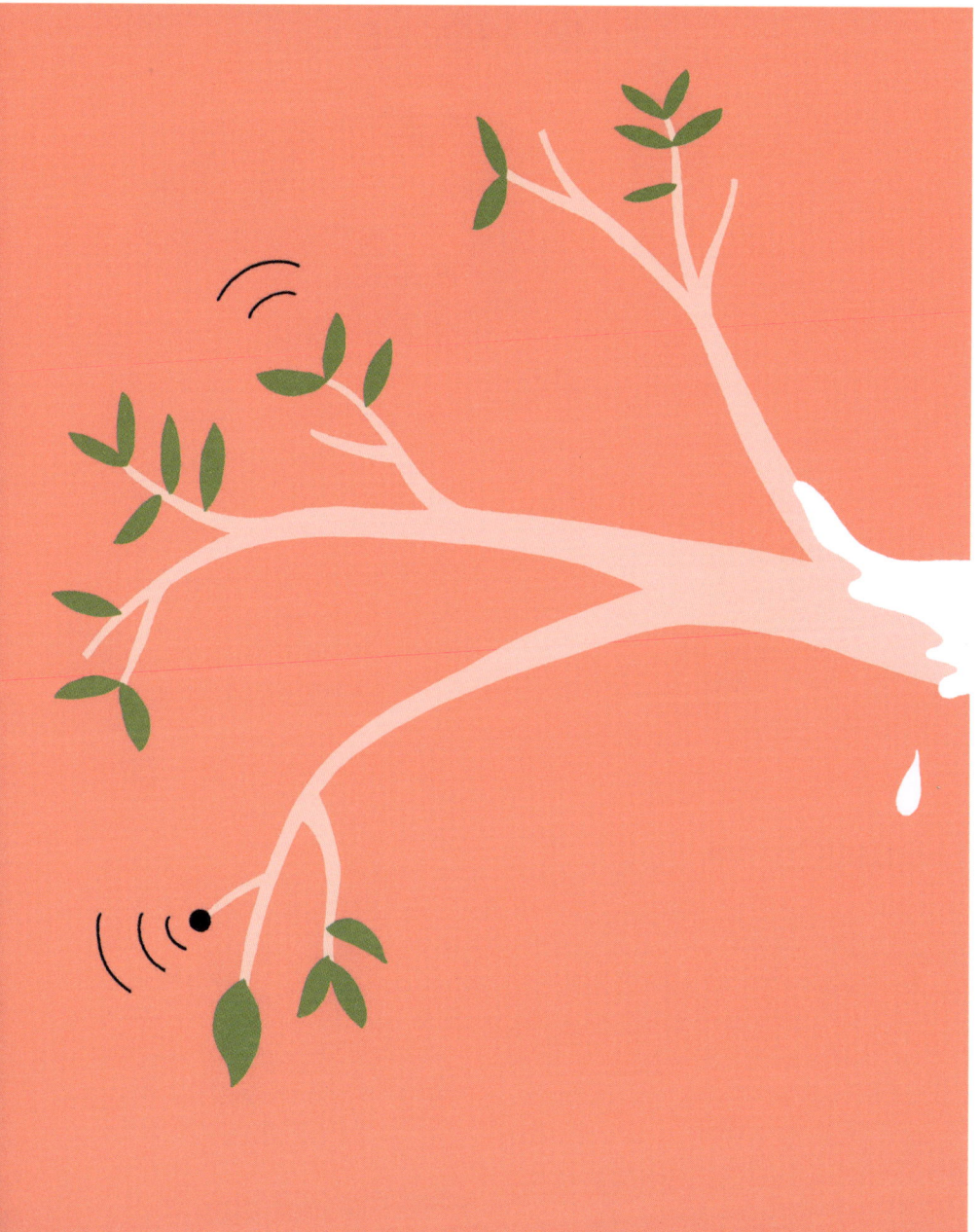

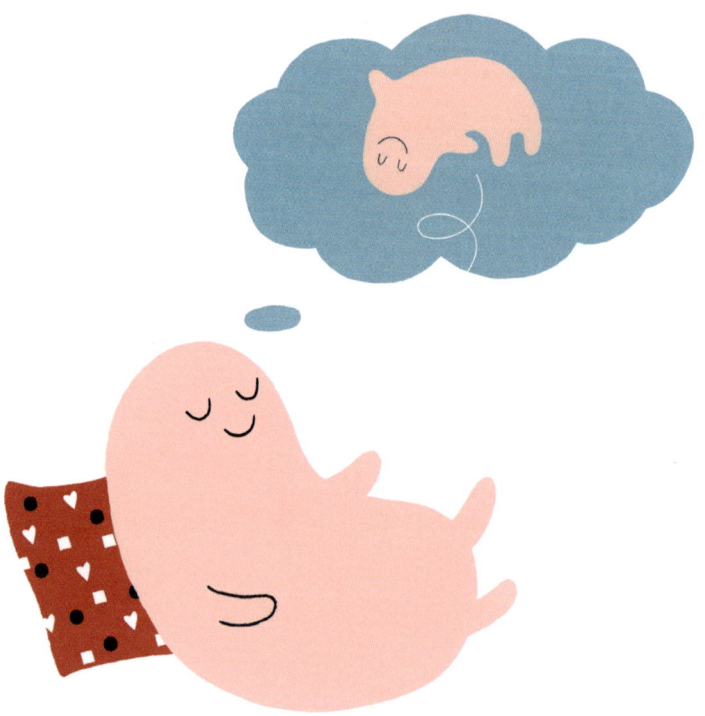

Das Kleine

Das Baby ist jetzt 35 Zentimeter groß und wiegt 660 Gramm. Im EEG lässt sich beobachten, dass es bereits verschiedene Schlafphasen hat. Es verbringt viel Zeit im REM-Schlaf, der Traumphase. Und oft ist es auch sehr aktiv, planscht im Wasser und schlägt Purzelbäume. Ob das Baby dabei wirklich wach ist, ist den Wissenschaftlern bisher unklar. Viele sind der Meinung, dass es erst nach der Geburt, wenn es zum ersten Mal Sauerstoff in die Lunge bekommt, richtig erwacht. Im Fruchtwasser findet sich nämlich Adenosin, eine Art natürliches Schlafmittel.

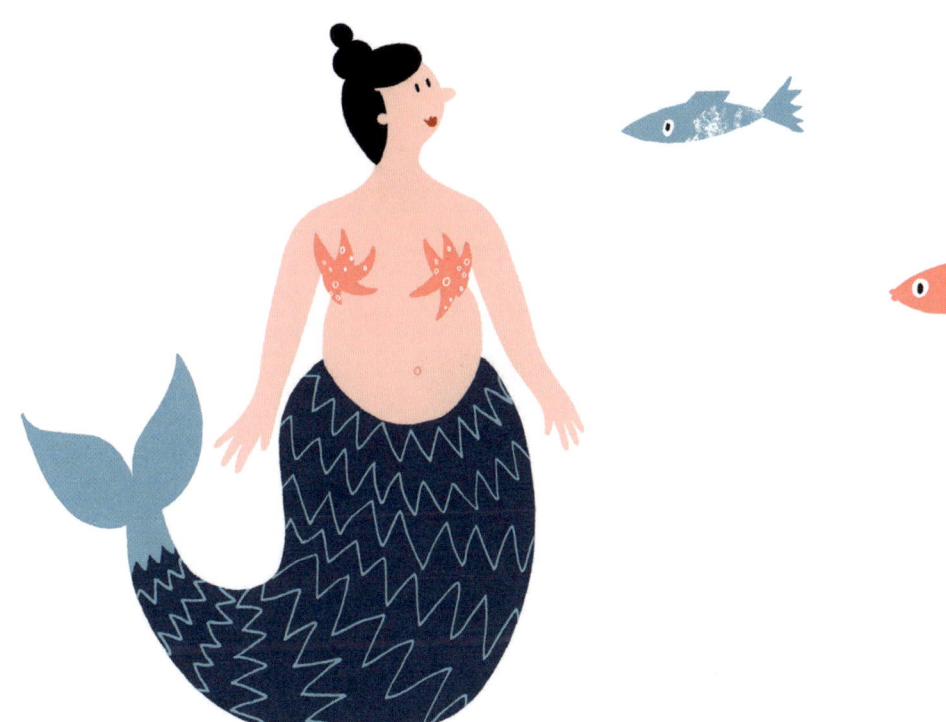

Die Große

Aus deinen Brustwarzen kommt schon ab und zu Flüssigkeit heraus? Dann leg dir einfach einen Stapel trockene Schlafshirts bereit – das könnte nützlich sein. Schwerer wirst du während der Schwangerschaft auch. Fett lagert sich an Hüften und Schenkeln an. Dieses Fett kannst du später beim Stillen gut gebrauchen. Es ist eine ideale Nahrungsquelle für das wachsende Gehirn des Babys. Iss viel fetten Fisch wie Lachs, Makrele und Hering, die die ungesättigte Fettsäure DHA enthalten.

· 26. WOCHE ·

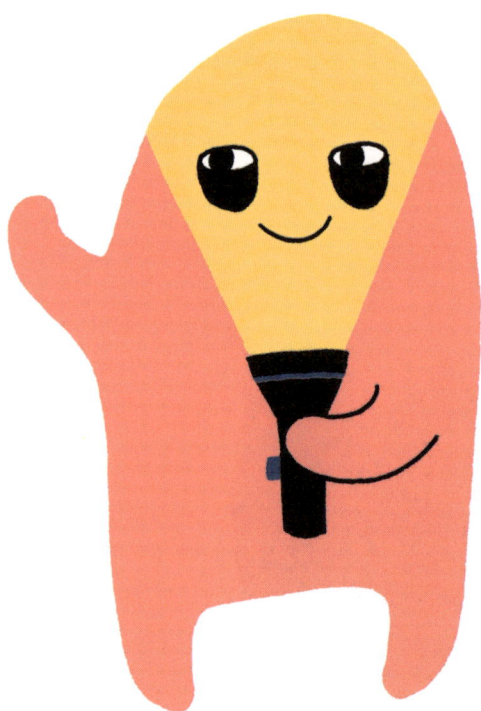

Das Kleine

Inzwischen ist das Baby 36 Zentimeter lang und wiegt 760 Gramm. Das Herz klopft langsamer, ungefähr 140-mal pro Minute. Jetzt kann das Baby die Augen öffnen und schließen, wird aber nicht mehr unterscheiden können als Hell und Dunkel. Sein Nerven-system ist vollständig ausgebildet, sodass koordinierte Bewegungen möglich sind. In der 26. Woche kann sich ein Baby kratzen, wenn es juckt, lachen, saugen und sogar weinen. Jedenfalls sieht das so aus, wenn man es dabei filmt. Die Wissenschaftler sind sich unsicher, ob die höheren Hirnregionen schon alle aktiv sind. In dieser Zeit bekommt das Baby seinen Fingerabdruck und kann so damit bei der Polizei aktenkundig werden.

Die Große

Du hast wahrscheinlich schon festgestellt, dass dein Bauch ab und zu hart wird. Das sind die sogenannten Übungswehen. Nichts, um das du dir Sorgen machen musst, außer sie halten sehr lange an oder tauchen öfter als viermal pro Stunde auf – dann könnten es echte Wehen sein. Wenn dir der harte Bauch unangenehm ist, versuch einfach mal, deine Lage zu verändern. Leg dich hin, wenn du stehst, oder steh auf, wenn du liegst.

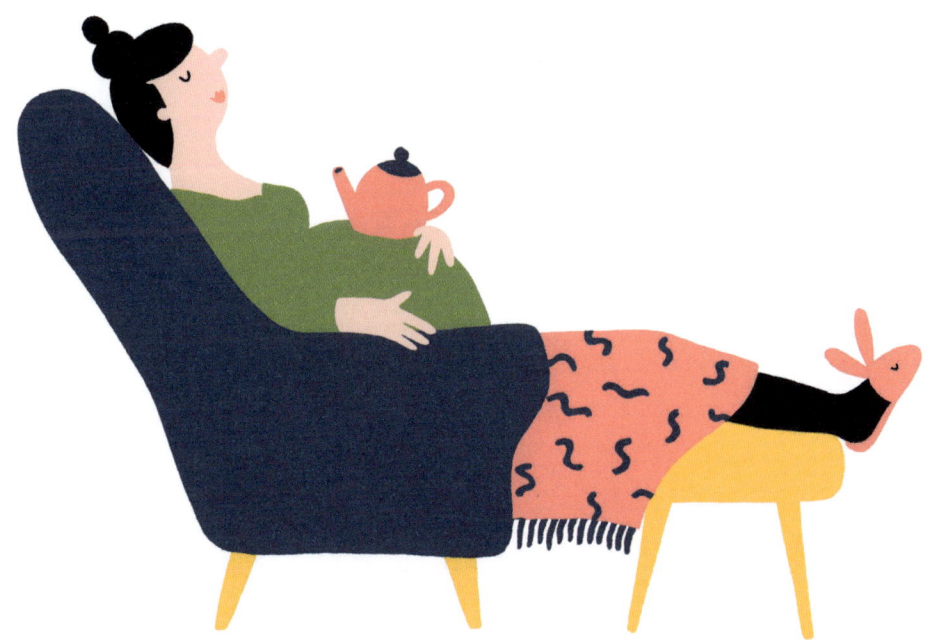

· 27. WOCHE ·

Das Kleine

Das Baby (37 Zentimeter, 875 Gramm) kann jetzt mithilfe der Antikörper, die es über die Nabelschnur erhält, sein eigenes Immunsystem aufbauen. Und auch wenn es noch ein Weilchen dauert, sucht es sich bereits eine gute Startposition für die Geburt.

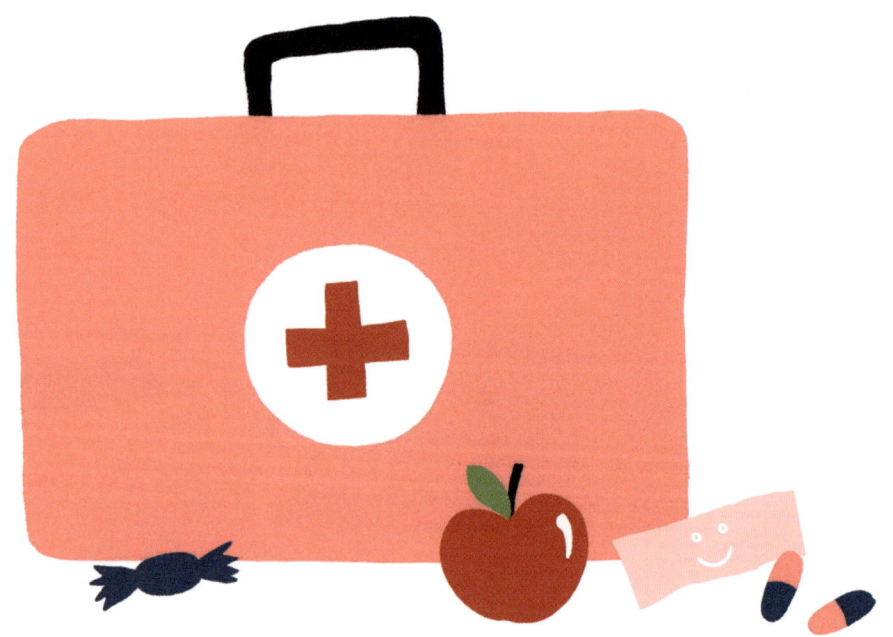

Die Große

Vielleicht ist es dir schon aufgefallen: Die Schwangerschaft stellt irgendetwas mit deinem Gehirn an. Viele Frauen haben das Gefühl, vergesslich und kurzsichtig zu werden. Und als wäre das noch nicht schlimm genug, zeigen MRT-Bilder, dass das Gehirn schwangerer Frauen in den letzten Schwangerschaftsmonaten schrumpft und erst sechs Monate nach der Geburt wieder sein altes Niveau erreicht. Tatsächlich können sich Schwangere Wortfolgen nicht so gut merken, vergessen Gesichter aber genauso oft oder selten wie nicht schwangere Frauen. Gefühle nehmen Schwangere sogar besser wahr. Das Gehirn scheint sich anzupassen und stellt das in den Mittelpunkt, was für eine Mutter wichtig ist.

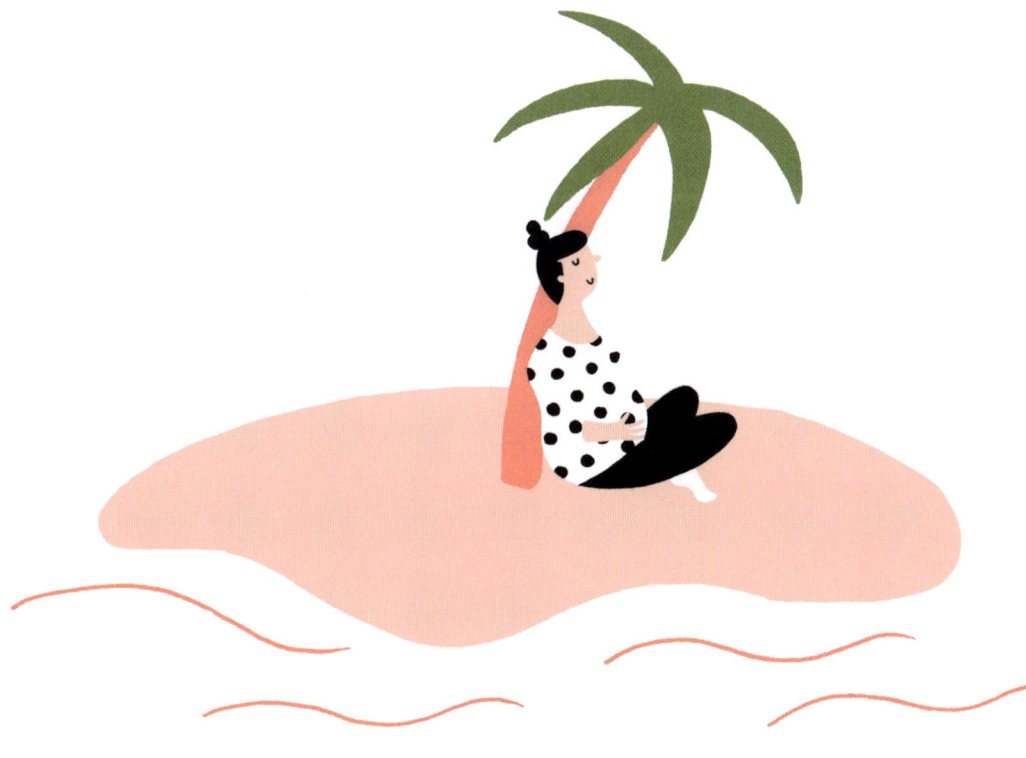

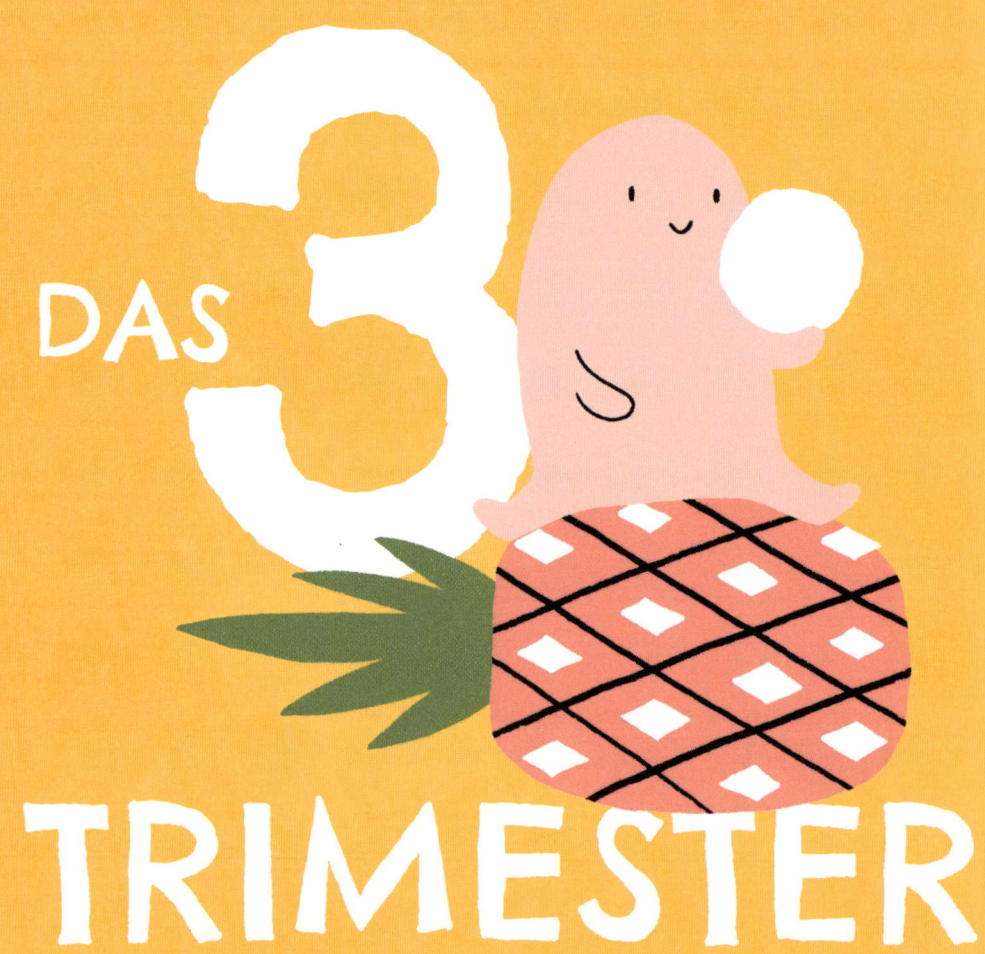

DAS **3**

TRIMESTER

Das letzte Trimester. Eigentlich braucht das Baby nur noch zu wachsen. Dein Bauch wird immer dicker und du immer unbeweglicher. Nachts eine bequeme Position zum Schlafen zu finden kommt einer Meisterleistung gleich. Ab und zu schaffst du es kaum noch aufs Klo, weil dir das Baby so sehr auf die Blase drückt, und am liebsten würdest du den ganzen Tag deinen Rücken mit den Händen abstützen. Gut möglich, dass du so langsam die Nase vollhast vom Schwangersein und Ananas und Artischocken naschst, um die Geburt voranzutreiben.

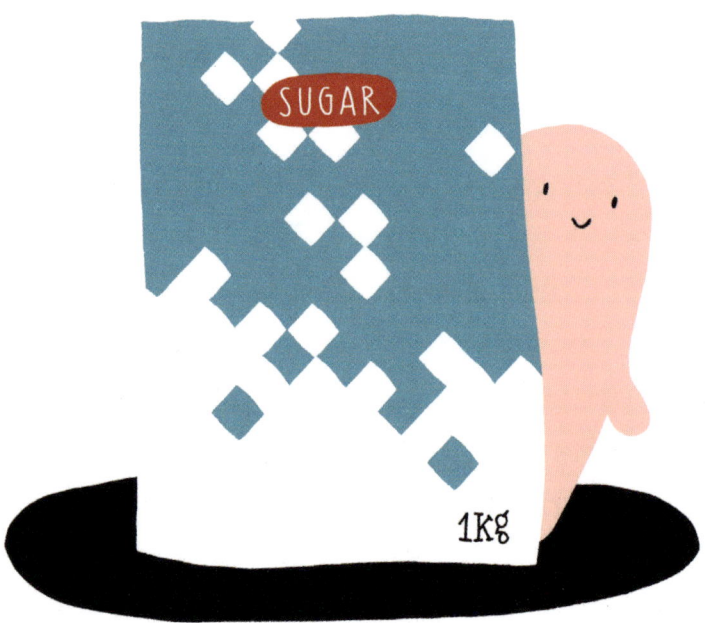

Das Kleine

Das Baby ist jetzt ungefähr 38 Zentimeter lang und wiegt schon ein gutes Kilo. Es kann bereits mit dem Kopf nicken oder ihn schütteln. Seine Haut ist schrumpelig, was sich geben wird, wenn sich das Unterhautfettgewebe entwickelt. In der Lunge bildet sich ab der 26. Woche eine Substanz, die Surfactant genannt wird und dafür sorgt, dass sich die Lungenbläschen entfalten. Viele Babys, die in dieser Schwangerschaftswoche geboren werden, produzieren meist schon genügend Surfactant, um zu überleben. Trotzdem benötigen sie intensivmedizinische Versorgung.

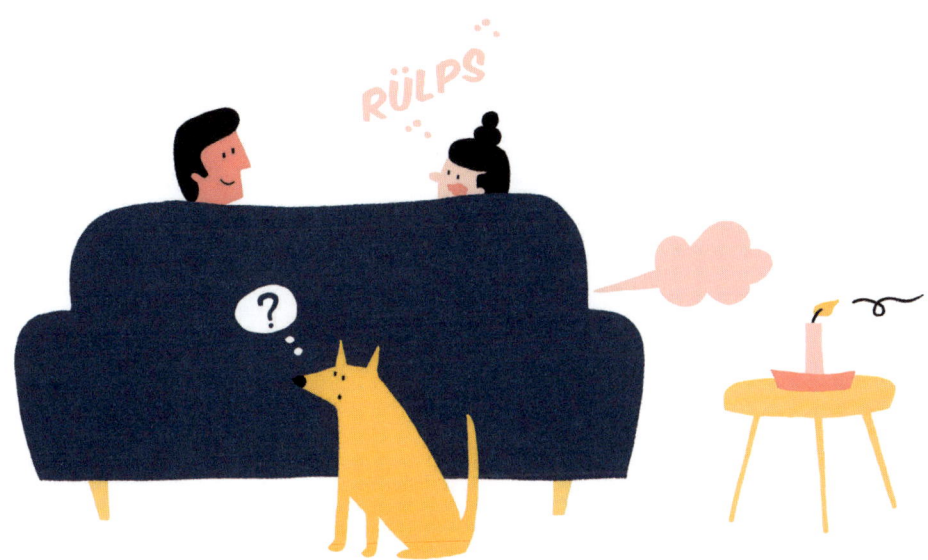

Die Große

Da du anders isst als vor der Schwangerschaft (wahrscheinlich gesünder, dazu ab und zu voller Heißhunger einen fettigen Snack), musst du wahrscheinlich häufiger pupsen und rülpsen. Dass dir dein Baby heftige Tritte von innen verpasst, hilft auch nicht gerade dabei, deine Würde zu wahren. Gut möglich, dass dir in einem unpassenden Moment ein Geräusch entfleucht. Die Hormone, die deinen Körper auf die Geburt vorbereiten, haben eine entspannende Wirkung auf die Muskeln, die normalerweise dafür sorgen, dass du den Urin zurückhältst. Einmal heftig niesen, lachen oder ein ordentlicher Tritt vom Baby und schon kann es passieren, dass du dir in die Hose machst. Und als ob das alles noch nicht genug wäre, suppt vielleicht schon Flüssigkeit aus deinen Brüsten, die so jucken, dass du dich einfach kratzen musst. Viel Spaß bei der nächsten Konferenz oder Präsentation!

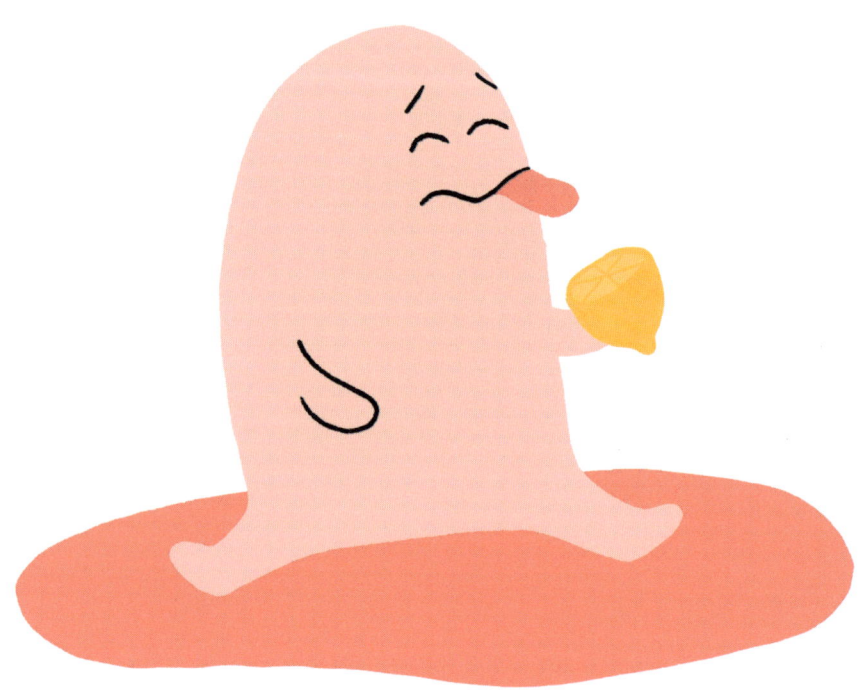

Das Kleine

Ab jetzt muss man sich ganz schön was einfallen lassen, um noch etwas Neues über die Entwicklung des Babys (39 Zentimeter, 1.150 Gramm) zu erzählen. Denn eigentlich ist so gut wie alles fertig. Seine Organe und Geschmacksnerven sind ausgebildet und das Kleine muss eigentlich nur noch wachsen. Lediglich die Lunge ist noch nicht ausgereift.

Die Große

Dass du als Schwangere mehr Wasser einlagerst als sonst, ist dir bestimmt schon aufgefallen. Und in diesem dritten Trimester kann das ganz schön nervig werden. Die immer größer werdende Gebärmutter drückt auf die Blutbahnen von und zu den Beinen. Dabei bleibt viel Blut in den Beinen zurück und Wasser sammelt sich im Gewebe an. Dadurch schwellen zum Beispiel die Knöchel an. Trink möglichst viel, das schwämmt aus.

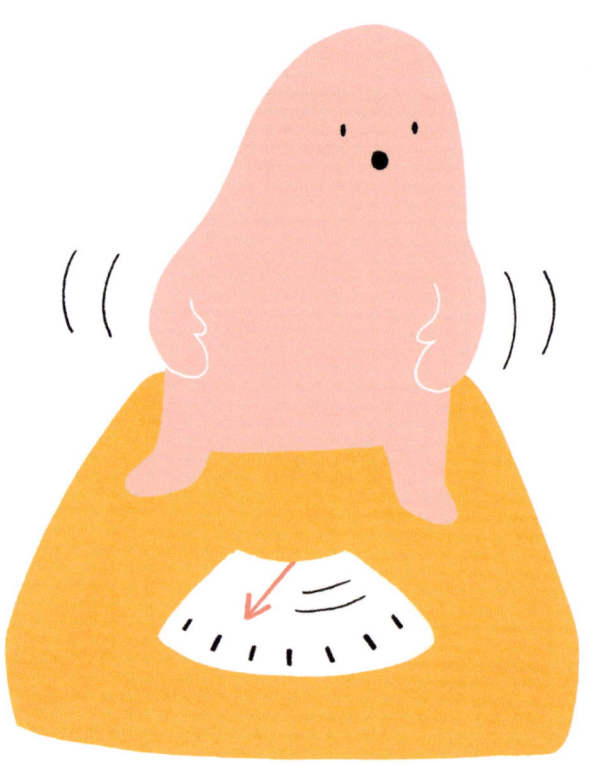

Das Kleine

Das Baby (40 Zentimeter, 1.300 Gramm) wächst jetzt nur noch langsam, legt dafür aber umso mehr an Gewicht zu. Es produziert bereits Hormone, die wiederum dafür sorgen, dass die Muttermilchproduktion in Gang kommt.

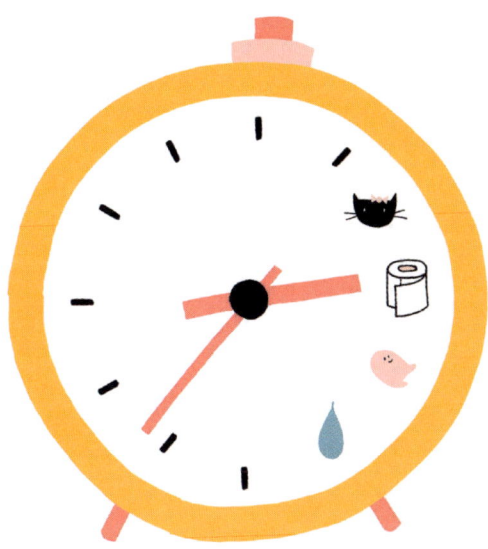

Die Große

Viele Schwangere erzählen, dass sie vermehrt unter, teilweise sehr brutalen, Albträumen leiden. Wieso sie sie haben, ist schwer zu sagen. Sie erinnern sich aber so genau an ihre Träume, weil sie durch die Tritte des Babys andauernd aufwachen. Der Traum, den sie in diesem Moment hatten, bleibt so leichter im Gedächtnis, als wenn sie ungestört durchgeschlafen hätten. Je weiter die Schwangerschaft voranschreitet, desto schwieriger wird es, gut zu schlafen. Du musst alle naselang aufs Klo, und mit dem dicken Bauch ist es schier unmöglich, eine bequeme Schlafposition zu finden. Versuch mal, dich auf die linke Seite zu legen, dann können Leber und Niere am besten arbeiten. Zudem wird das Blut besser von den Beinen zurück zum Herz gepumpt (das gilt übrigens auch, wenn du nicht schwanger bist).

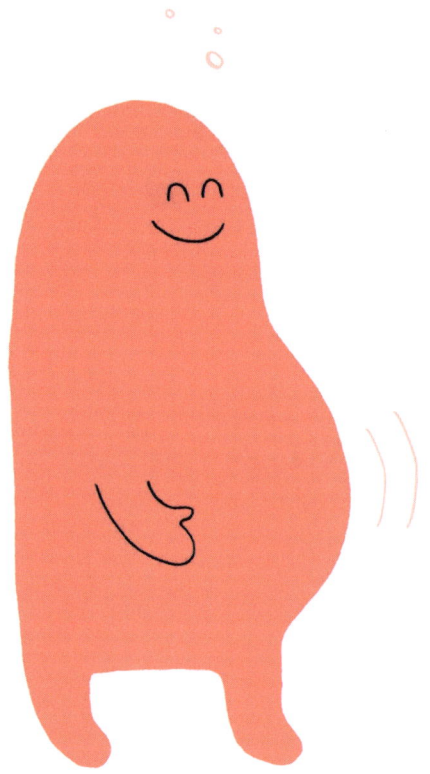

Das Kleine

Das Baby ist 41 Zentimeter lang und wiegt ungefähr 1.500 Gramm. Es hat ein hübsches rundes Bäuchlein. Seine Leber ist schwer damit beschäftigt, rote Blutkörperchen zu produzieren. Manche Babys haben schon jede Menge Haare auf dem Kopf. Wenn es Schluckauf hat, spürst du leichte Stöße.

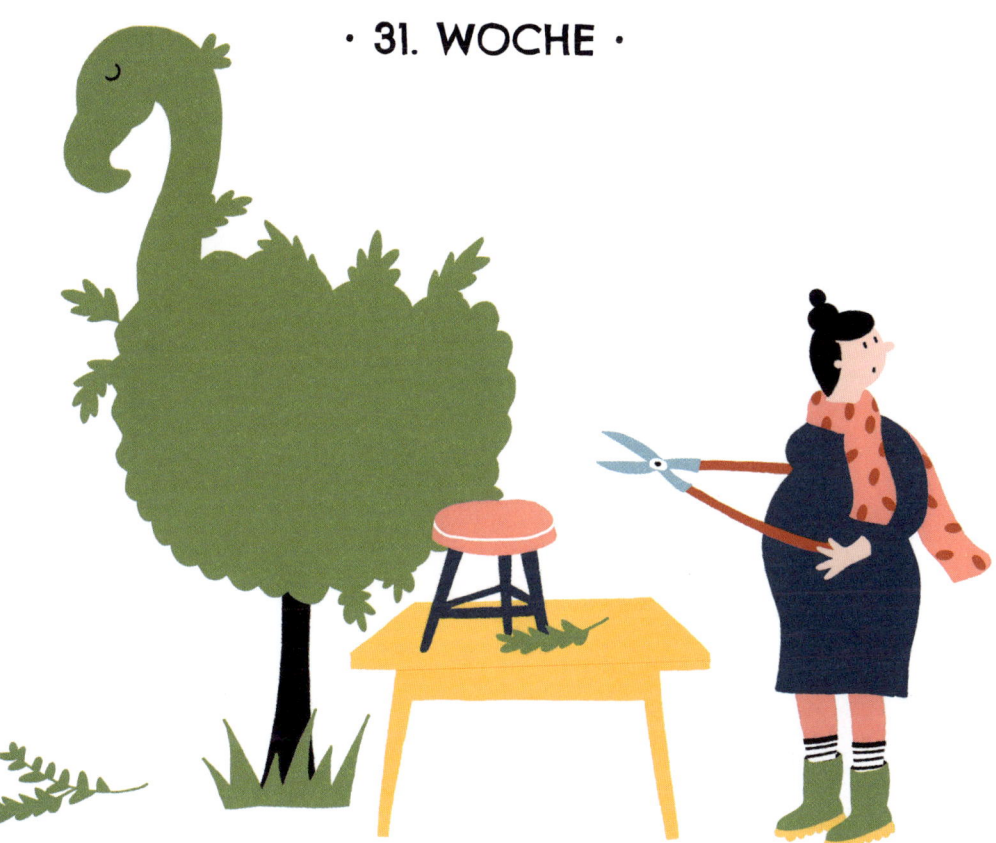

Die Große

Wahrscheinlich bereitest du das Babyzimmer vor, renovierst die Wohnung oder kaufst süße Babyklamotten. Sei nicht allzu enttäuscht, wenn dein Partner nicht ganz so begeistert auf die bunten Wände und die Gardinen mit Zirkustieren reagiert. Wenn du findest, dass er sich bei den Vorbereitungen auf das Baby zu wenig engagiert, stell einen Hocker auf den Tisch und tu so, als ob du hochklettern und die Decke streichen willst. Die meisten Männer kriegen schon allein bei dem Gedanken einen Riesenschreck und geloben, es selbst zu tun. Steig aber auf keinen Fall wirklich auf den Schemel!

· 32. WOCHE ·

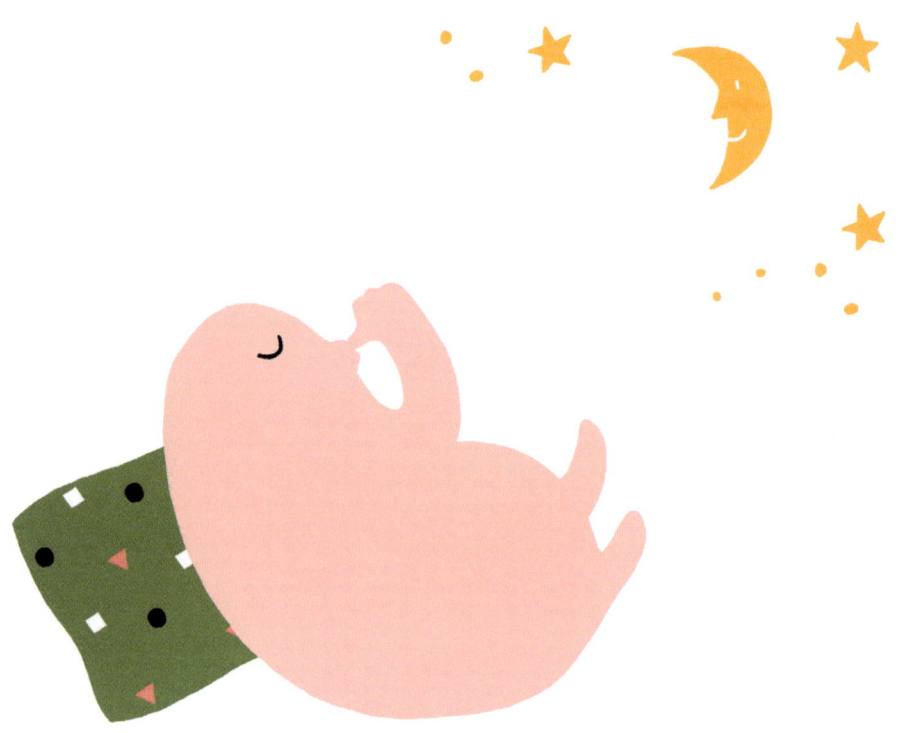

Das Kleine

Inzwischen ist das Baby ganze 42 Zentimeter groß und rund 1.700 Gramm schwer. Seine Lunge und der Verdauungstrakt müssen noch reifen. Ansonsten benimmt es sich im Bauch so wie ein Neugeborenes. Es greift, saugt am Daumen und zieht lustige Grimassen. Und es träumt. REM-Schlaf-Phasen wechseln sich mit anderen Schlafphasen ab.

Die Große

Der Geschmack der Dinge, die du isst, bahnt sich zum Teil seinen Weg ins Fruchtwasser und damit zum Baby. Untersuchungen haben gezeigt, dass Mütter, die Anis essen, häufig Babys bekommen, die Anis mögen. Anderen Babys schmeckt er hingegen überhaupt nicht. Das Lieblingsessen deines Kindes ist also jetzt schon vorprogrammiert!

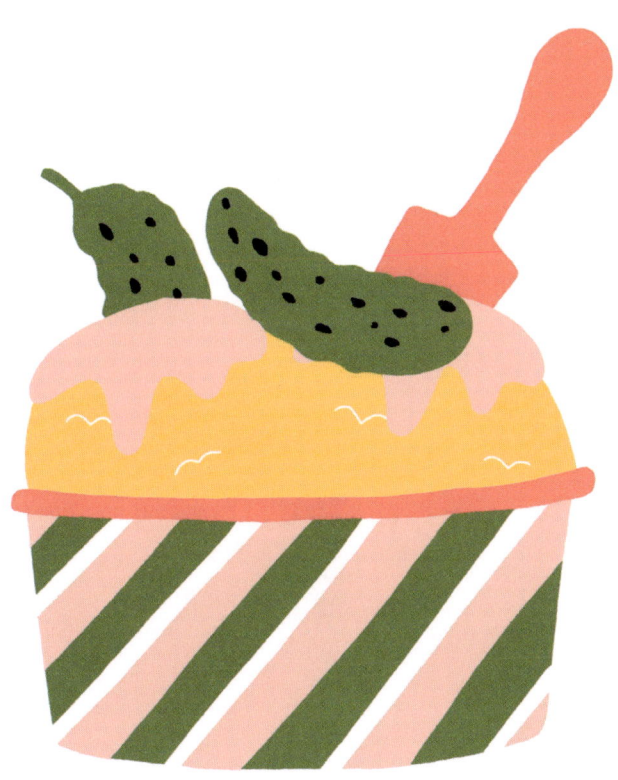

Das Kleine

In deinem Bauch wohnt ein 44 Zentimeter langes und ungefähr 1.900 Gramm schweres Baby. Langsam verliert es den Flaum, mit dem es bedeckt war. Es wächst rasant und lagert eine Fettschicht an. Jetzt beginnt es auch, regelmäßig zu „atmen".

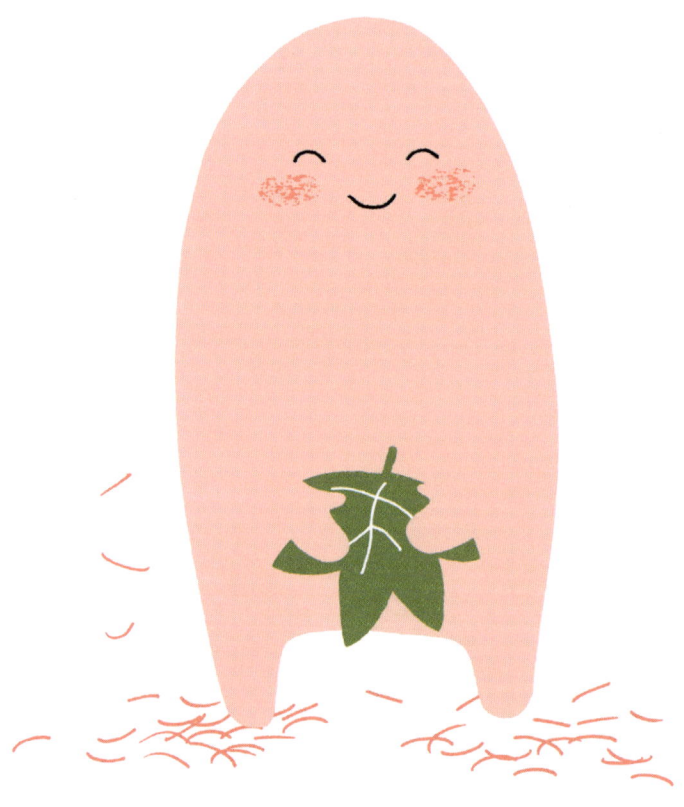

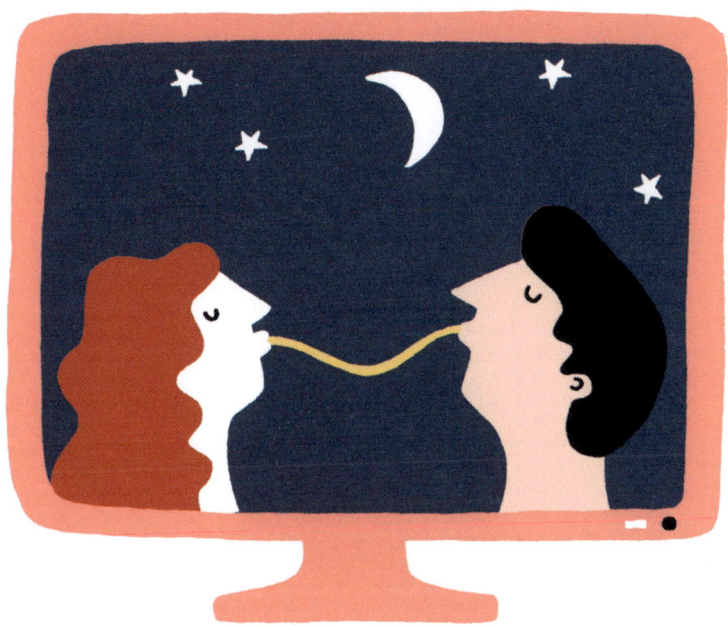

Die Große

Dein Baby ist jetzt so gut wie fertig. Die Lungenreifung ist noch nicht ganz abgeschlossen und auch das Gehirn muss sich noch weiter entwickeln – und zwar jahrzehntelang. Ansonsten wächst das Kind fröhlich vor sich hin. Darum ist jetzt eigentlich die einzige Sorge, die noch bleibt, ob es auch genug wächst. Aber mach dir darüber bloß nicht zu viele Gedanken. Dein Kind isst und hört nicht nur mit, es weiß auch, wie du dich fühlst. Ungeborene Babys gestresster Mütter scheinen dieses Gefühl in sich aufzunehmen und unsicher und gestresst zur Welt zu kommen. Also hau dich einfach wieder aufs Sofa und entspann dich mit einem Buch.

SCHMERZ

Du erwartest dein erstes Kind? Dann stellst du dir sicher immer wieder die Frage, wie viel Schmerzen die Geburt für dich bereithält. Eine eindeutige Antwort darauf gibt es nicht.

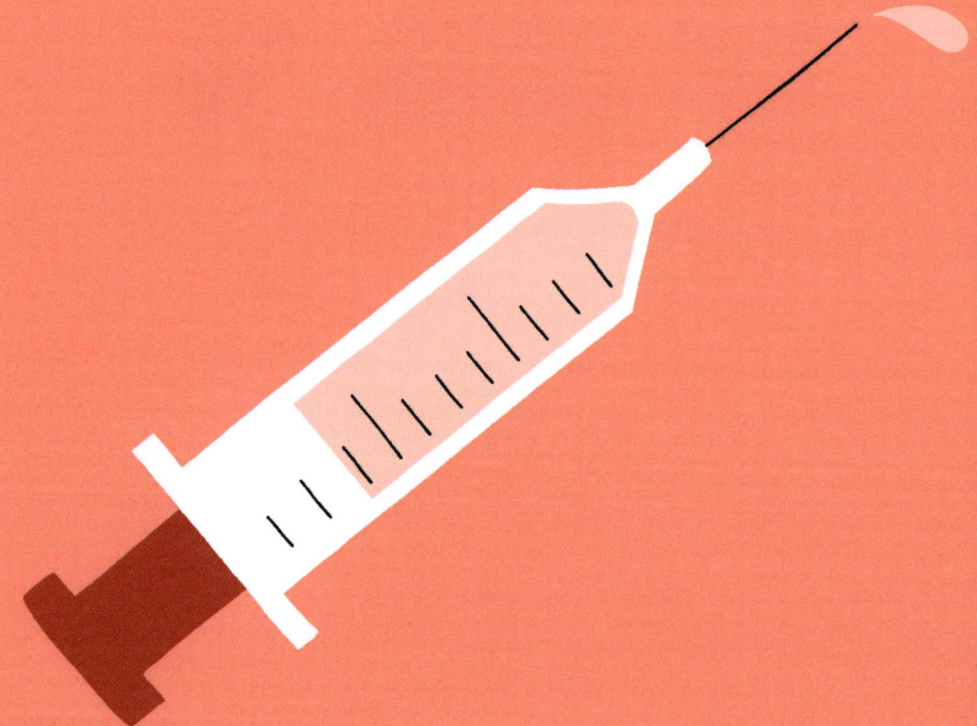

Wenn du Mütter aus deinem Bekanntenkreis fragst, wie schlimm die Schmerzen bei der Geburt waren, wird eine von ihnen dich wahrscheinlich mit verträumtem Gesichtsausdruck anschauen und dir eine nahezu kosmische Geschichte auftischen: über die Schönheit der Geburt und wie das Universum stillzustehen scheint, wenn die Intensität des Schmerzes und das Gefühl der Verbundenheit sich vereinen. Eine andere wird dir in die Augen schauen, deine Hand drücken und nicht mehr loslassen. Die nächste wird dir erklären, die Schmerzen seien zwar fürchterlich, sie sie aber nicht missen möchte, weil sie dazugehören. Und bestimmt werden dir einige Mütter ins Ohr flüstern, dass du dir gleich drei oder vier Ladungen eines schweren Betäubungsmittels spritzen lassen solltest.

Au!

Jede Frau, die ein Kind bekommt, nimmt die Schmerzen anders wahr, und keine von ihnen irrt sich. Also beachte: Gib einer jungen Mutter, die dir ihre Geburtsgeschichte erzählt, immer recht! Das heißt aber nicht, dass man sich über das Thema Geburtsschmerz nicht ernsthaft austauschen kann. Eins gleich vorweg: Ja, eine Geburt bereitet Schmerzen. Und zwar nicht zu knapp, wenn du auf Schmerzmittel verzichtest. Falls du nicht zufällig schon mal Nierensteine hattest, hast du solche Schmerzen wahrscheinlich noch nicht kennengelernt. Und trotzdem: Frauen, die sich gut erinnern, wie schmerzhaft die Geburt war, murmeln wahrscheinlich höchstens irgendetwas Beruhigendes vor sich hin, wenn du sie darauf ansprichst. Viele Mütter vergessen auch nach einer gut verlaufenen Geburt schlichtweg, wie weh es getan hat.

Geburtsschmerzen haben verschiedene Ursachen: Die Muskeln ziehen sich zusammen, das Gewebe dehnt sich und reißt und auf die Gelenke rund um die Hüfte wirkt enormer Druck. Oft werden die Schmerzen unterschätzt. Oder man stellt sie sich ganz anders vor. Wunder dich also nicht, wenn es dir heftig im Rücken sticht statt an einer Stelle, an der du es erwartet hättest. Auch wann du den Schmerz am schlimmsten empfindest, kann unerwartet sein. Und sehr subjektiv: Die eine Frau mag es erleichternd finden, „mitpressen" zu dürfen, für andere sind gerade die Presswehen der heftigste Teil der Geburt.

Schmerzlinderung – ja oder nein?

Es spricht viel für eine Geburt ohne Schmerzmittel. Mütter, die eine schmerzhafte natürliche Geburt hinter sich haben, können viel Selbstvertrauen daraus ziehen, es ganz allein geschafft zu haben. Sie sind stolz, durchgehalten zu haben, und haben die Erfahrung gemacht, wie es ist, sich völlig hinzugeben und dem eigenen Körper zu vertrauen. Auch machen Beta-Endorphine (körpereigene Morphine) die Geburt erträglich und wirken im Idealfall euphorisierend.

Aber es gibt auch gute Argumente für eine Pethidin-Spritze, eine PDA oder Lachgas: Als Reaktion auf die Schmerzen schüttet der Körper Endorphine und Adrenalin aus. Das Adrenalin macht die Schmerzen erträglicher, schwächt aber gleichzeitig die Wehen ab und verlangsamt damit die Geburt. Mit Schmerzmitteln verläuft sie daher oft etwas schneller und Panik wird vermieden. Denn die ist ein größeres Problem als die Schmerzen an sich und kann die Geburt zu einem langen, traumatischen Ereignis machen. Daher ist es auch wichtig, gut informiert zu sein. Frauen, die wissen, was auf sie zukommt, geraten während der Geburt seltener in Panik als andere. Darum gilt: Wenn du weißt, was auf dich zukommt, bist du schon einmal gewappnet. Und du kannst besser entscheiden, ob du in einem Krankenhaus entbinden möchtest, wo dir eine PDA gelegt werden kann, im Geburtshaus oder zu Hause. Wenn du dein Kind zu Hause bekommen möchtest, weißt du, dass du weitestgehend ohne Schmerzmittel auskommen musst. Denn weil die wirksamen Mittel ungewünschte Nebenwirkungen haben können, dürfen sie nur im Krankenhaus verabreicht werden. Kurz gesagt: Egal, ob du Schmerzmittel möchtest oder nicht, alles ist okay, aber informier dich gut, vertrau deinem Körper, hör auf deine innere Stimme und dein Gefühl und … den Schmerz. Und, ja, sei flexibel. Das Ziel ist weder eine Hausgeburt noch eine natürliche oder eine in der Badewanne, weder eine Entbindung im Schmerzmittelnirwana noch mit Delfinklängen. Das Ziel ist ein möglichst idealer Geburtsverlauf, und dazu gehört manchmal auch, dass du deine Pläne änderst.

Ist Schmerz gut?

Verfechter einer hundertprozentig natürlichen Geburt sprechen gern davon, wie nützlich der Schmerz sei. Er beeinflusse das Verhalten und zeige an, ob alles in Ordnung ist. Außerdem sei es ein emotionaler Schmerz, der ähnlich wie Musik heftig und schön oder heftig und hässlich sein könne und der Gebärenden auf diese Weise etwas zu sagen habe. Sicher ist aber, dass du den Schmerz nicht vorschnell als etwas abtun solltest, das einfach nur lästig und überflüssig ist.

Ob Schmerzen zu einer Geburt aber zwangsläufig dazugehören, ist eine andere Frage. Man könnte zum Beispiel darüber nachdenken, warum Tieren der Geburtsschmerz weitgehend fremd ist. Ein junges Fohlen flutscht einfach so heraus. Schimpansendamen bekommen ihre Babys pfeifend. Dass Menschen die Geburt schmerzhaft erleben, liegt an dem großen Kopf der Babys. Denn die menschliche Geburt ist gewissermaßen ein Kompromiss. Eigentlich müssten unsere Kinder noch viel länger im Bauch bleiben. Weil aber der Kopf dann weiter wachsen würde, ist das unmöglich. Darum sind die meisten Tierbabys in ihrer Entwicklung schon viel weiter, wenn sie zur Welt kommen. Menschen werden eigentlich unreif geboren und sind daher so hilflos. Die gute Nachricht ist, dass wir durch das viele Gehirn in unseren großen Köpfen ziemlich erfinderisch sind und uns Sachen ausdenken, auf die Tiere nie kommen würden. Wie zum Beispiel Schmerzmittel.

NATÜRLICHE SCHMERZLINDERUNG

Atemübungen

Entspannungs- oder Meditationsübungen und Yoga können die Angst nehmen und den Schmerz erträglicher machen. Bei diesen Techniken spielt Atemkontrolle eine große Rolle. Auch Selbsthypnose, bei der du dich gedanklich in eine beruhigende Umgebung versetzt, kann helfen.

Mentale Unterstützung

Dies ist vielleicht das wichtigste Mittel gegen den Schmerz überhaupt: der Zuspruch von deinem Partner, deiner Mutter und natürlich von deinem Geburtshelfer.

Wärme

Frauen, die ihre Wehen in einer warmen Badewanne veratmen, scheinen sie weniger heftig zu empfinden.

Massage

Bei den ersten Wehen zu Beginn der Geburt kann eine Rückenmassage lindernd wirken.

Die Haltung verändern

Es ist angenehm, erst zu liegen, dann wieder zu sitzen, ein bisschen herumzulaufen und wieder von vorn.

Akupunktur

Dies scheint bei manchen Frauen die Schmerzen abzuschwächen. Ob das ein Placebo-Effekt ist oder nicht, darüber gibt es noch zu wenige Untersuchungen.

TENS (Elektrische Nervenstimulation)

Hier geben Klebeelektroden elektrische Impulse ab und stimulieren das Nervensystem so, dass sich der Schmerz verringert. Klinische Studien zeigen jedoch, dass TENS während einer Geburt recht wenig Effekt hat.

SCHULMEDIZINISCHE MÖGLICHKEITEN

Pethidin

Eine morphinartige Substanz, die in jedem Krankenhaus vorne im Regal steht, um Patienten mit schlimmen Schmerzen Erleichterung zu verschaffen. Man bekommt sie in den Po oder den Oberschenkel gespritzt. Nach ca. 15 Minuten setzt die etwa vierstündige Wirkung ein und im Idealfall kannst du dich wieder entspannen. Pethidin wird bei einer Geburt nur während der Eröffnungsphase gegeben. Dauert die Entbindung lange, kann noch mal nachgespritzt werden. Auf jeden Fall muss die ganze Zeit ein Arzt anwesend sein, denn das Medikament kann dich schläfrig machen – nicht gerade ideal für eine Geburt. Das Gleiche gilt für das Baby, das das Pethidin über die Plazenta auch abkriegt.

Patientenkontrollierte intravenöse Analgesie (PCA)

Remifentanil, ein Opioid mit schneller und kurzer Wirkung, wird über eine Infusion verabreicht, an der eine Pumpe hängt (PCA-Pumpe). Mit ihr kannst du selbst dosieren, wann und wie viel Schmerzlinderung du brauchst. Das gibt dir das Gefühl, die Kontrolle zu haben. Sobald die Zufuhr stoppt, lässt die Wirkung nach, und das gilt auch für eventuelle Nebenwirkungen. Vorab sind jedoch längere Gespräche mit einem Anästhesisten notwendig, der bestimmte Obergrenzen für die Dosierung festlegt. Die Methode ist bei Geburten noch relativ neu und wird oft als letztes Mittel gewählt, wenn andere Methoden nicht greifen. Auch sind Nebenwirkungen nicht auszuschließen.

PDA

Bei einer PDA spritzt ein Anästhesist über eine Kanüle eine betäubende Flüssigkeit in den Rückenmarkskanal, wodurch das Schmerzempfinden ausgeschaltet wird. Er dosiert so, dass die Schmerzen nicht komplett verschwinden, aber erträglich werden. Es ist nämlich wichtig, die Wehen zu spüren. Heutzutage ist eine PDA kein Tabu mehr. Trotzdem möchte deine Hebamme vielleicht im Vorfeld von dir erfahren, warum du sie möchtest: aus medizinischen Gründen oder aus Angst vor den Schmerzen. Wenn du dir sicher bist, dass du eine PDA möchtest, musst du dein Kind in einem Krankenhaus zur Welt bringen.

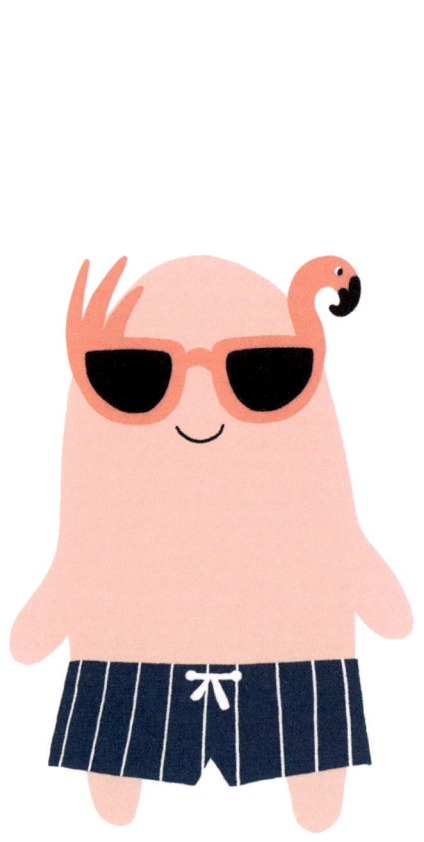

Das Kleine

Das Baby ist 45 Zentimeter groß und wiegt schon über zwei Kilo. Seine Haut kann jetzt Wärme und Kälte spüren. Wenn du dir deine schön warme Hand auf den Bauch legst, kuschelt das Kleine sich vielleicht sogar von innen an.

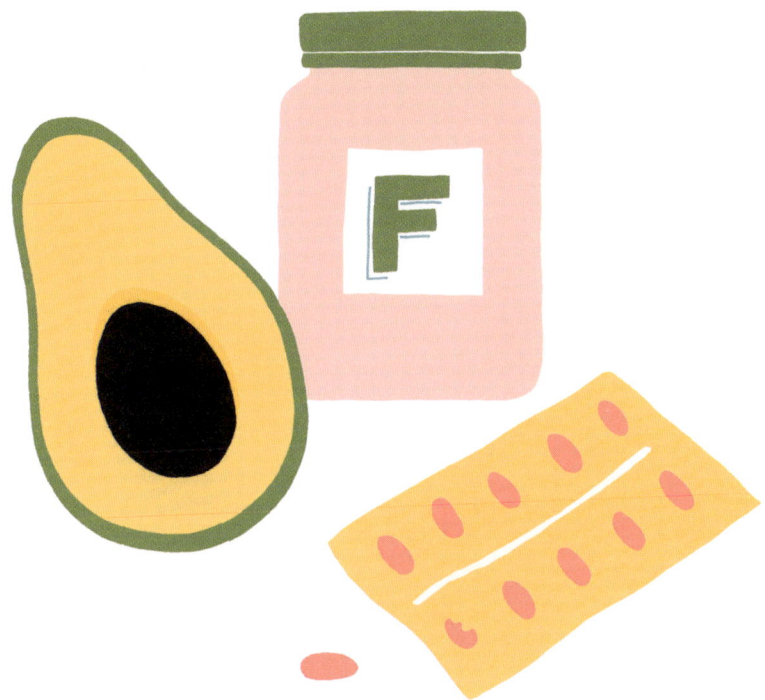

Die Große

Herzrasen und Kurzatmigkeit machen dir das Leben schwer? Das liegt daran, dass dein Körper während der Schwangerschaft mehr Blut anreichert. Bisher ging das ganz gut, aber ab der 34. Woche gibt dein Körper alles. Statt vier Litern Blut hast du jetzt vielleicht sechs. Dein Herz muss sich mehr anstrengen und schlägt zudem für zwei. Um zusätzliche rote Blutkörperchen zu produzieren, brauchst du Folsäure. Sie steckt in vielen grünen Gemüsesorten, Erdnüssen, Bananen und Avocados.

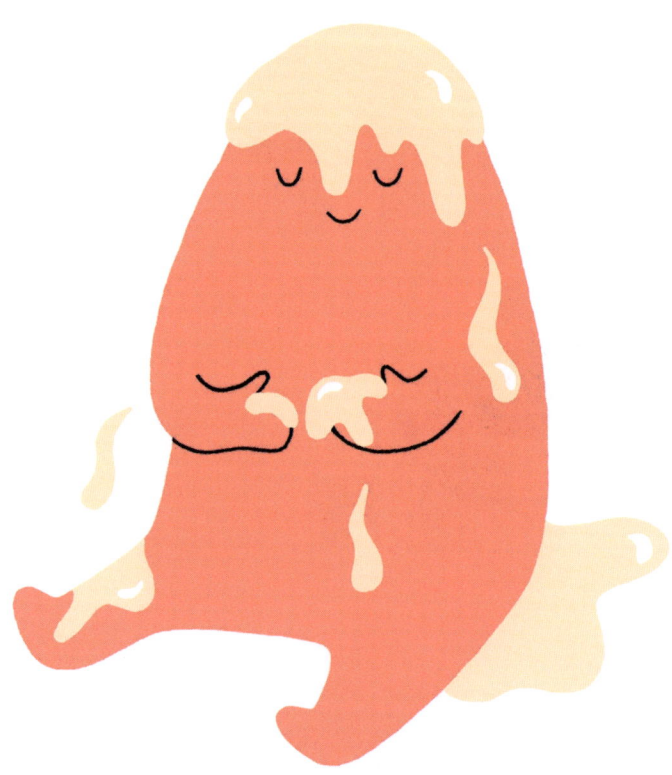

Das Kleine

Das Baby (46 Zentimeter, 2.400 Gramm) ist noch immer mit einer glibberigen weißen Schmiere bedeckt. Diese wird in den nächsten Wochen langsam verschwinden.

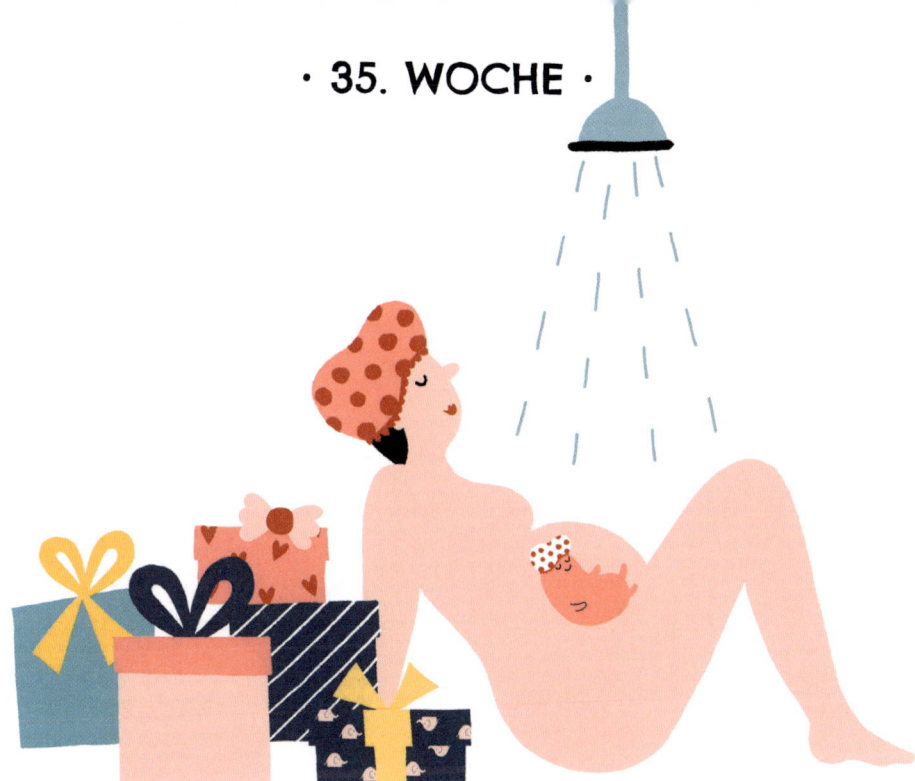

Die Große

Du kommst nach Hause und deine Wohnung ist mit Luftschlangen geschmückt und mit deinen Freunden vollgestopft? Dann hast du es wahrscheinlich mit einer „Baby shower" zu tun, einem Brauch aus Amerika: eine Art Wiegenfest, bevor das Baby da ist. Aber sei nicht enttäuscht, falls die Party ausbleibt: So gängig ist sie bei uns noch nicht. Natürlich kannst du deine Freunde unauffällig in die richtige Richtung schubsen und in jeder passenden und unpassenden Situation von diesem tollen Brauch anfangen … Inzwischen kann dir dein dicker Bauch ganz schön auf die Nerven gehen. Bequem liegen ist so gut wie unmöglich, du musst im Sitzen schlafen, hast Krämpfe im Po, ständig wird dir schwindelig und viermal pro Nacht musst du stöhnend aufs Klo …

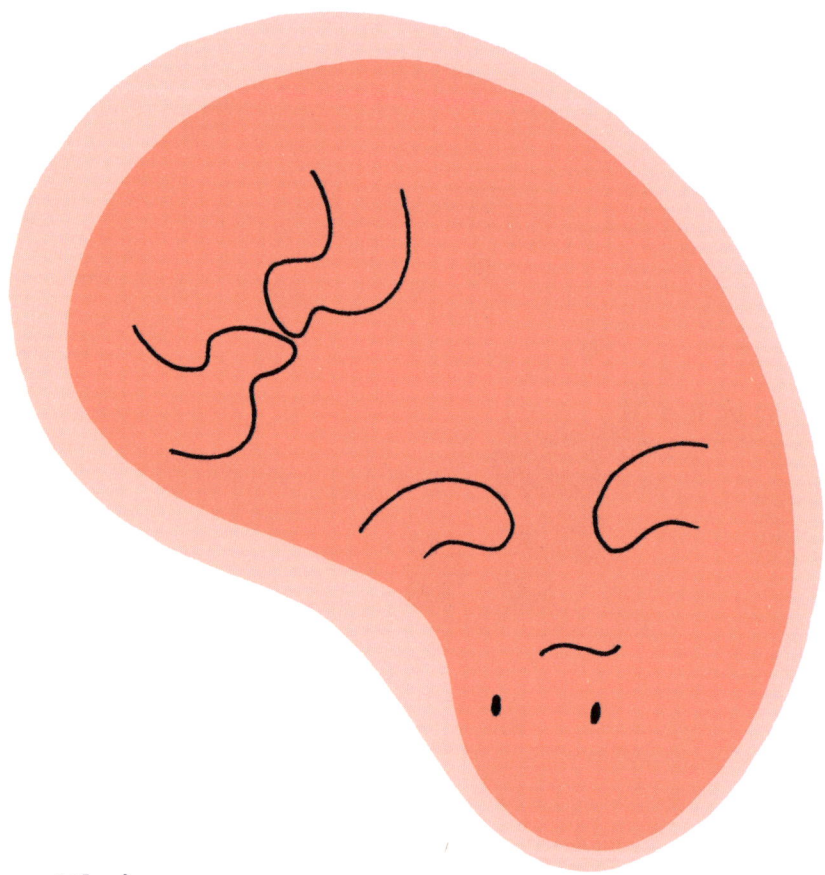

Das Kleine

Das Baby (47 Zentimeter, 2.600 Gramm) nimmt jetzt gut 200 Gramm pro Woche zu. Im Idealfall liegt es inzwischen mit dem Kopf nach unten. Im Bauch ist es mittlerweile ziemlich eng geworden.

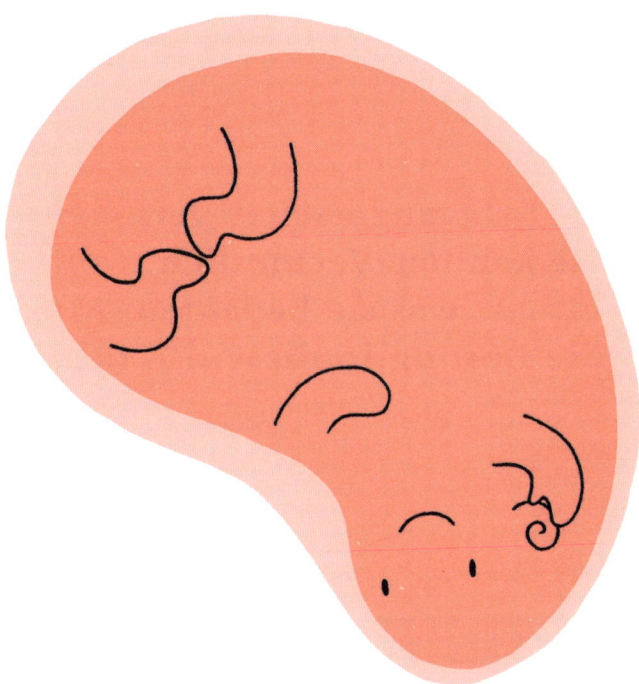

Die Große

Dein Kind lernt jetzt schon jede Menge. Es hört die Stimmen der Leute um dich herum, wenn auch etwas gedämpft, schließlich ist es ja unter Wasser. Deine Stimme hört es am besten, weil sie über den Körper übertragen wird. Und ja, es hört dir auch schon richtig zu. Deine Stimme ist seine Lieblingsstimme und das wird auch eine ganze Weile so bleiben. Das Baby lauscht so genau, dass es daraus eine bestimmte Art zu weinen entwickelt: Neugeborene deutsche Babys scheinen tatsächlich anders zu weinen als neugeborene französische Babys. Es sieht also so aus, als ob sich die Babys schon im Bauch die ersten Feinheiten einer Sprache einprägen!

DAS WÖRTERBUCH
RUND UM DIE SCHWANGERSCHAFT

Während der Schwangerschaft lernst du viele neue Begriffe kennen. Vermutlich weißt du aber gar nicht immer, was sie bedeuten. Mit Glück findest du die Lösung in diesem Kapitel.

Apgar-Wert

Das Ergebnis eines Testes, den eine gewisse Dr. Virginia Apgar entwickelt hat, um rasch zu erkennen, ob es dem Neugeborenen gut geht. Die Hebamme testet das Kind eine, fünf und zehn Minuten nach der Geburt. Wenn es lange und laut schreit, gute Reflexe hat, rosig aussieht und sein Herz mehr als hundert Mal pro Minute schlägt, bekommt es zehn Punkte.

Bilirubin

Ein Abfallstoff, der zurückbleibt, wenn rote Blutkörperchen absterben. Beim Abbau des fetalen Hämoglobins fällt besonders viel Bilirubin an. Für die Weiterverwertung ist eigentlich die Leber zuständig, weil diese aber bei neugeborenen Babys erst in Gang kommen muss, sind sie durch das Bilirubin oft ein bisschen gelb. Das hält in der Regel aber nicht lange an.

Damm

Das Stück zwischen Vagina und Anus.

Embryo

Zwischen der zweiten und der achten Woche der Schwangerschaft wird das Baby als Embryo bezeichnet, danach zumeist als Fötus.

Episotomie

Mit diesem Begriff bezeichnet man das Einschneiden des Dammes („Dammschnitt"), um einem Riss vorzubeugen.

Fötus

Siehe Embryo

Hintermilch

Beim Stillen ist die Milch bei jeder Mahlzeit anfangs dünner als am Schluss. Die letzte Milch, die aus deiner Brust kommt, ist sehr fetthaltig und wird im Schwangerschaftsjargon „Hintermilch" genannt.

Käseschmiere

Eine fettige weiße Substanz auf der Haut der Neugeborenen, die dem Baby im Mutterbauch als eine Art Schutzschild dient.

Kolostrum

Die erste Muttermilch, die das Baby bekommt. Sie entsteht in der Spätphase der Schwangerschaft und enthält viele Antikörper, mehr Eiweiß und weniger Fett als die spätere „echte" Muttermilch.

Mekonium

Das ungeborene Baby schluckt in der Gebärmutter Haut- und Haarzellen. Diese werden im Darm verarbeitet. Das Resultat ist eine dunkelgrüne, teerartige Substanz in der ersten vollen Babywindel, das sogenannte „Kindspech". Wenn das Mekonium schon im Fruchtwasser schwimmt, hat das Baby „ins Wasser gemacht". Dies kann darauf hinweisen, dass es ihm in der Gebärmutter nicht mehr gut ging.

Naegele-Regel

Eine Faustregel aus dem 19. Jahrhundert, aufgestellt vom Gynäkologen Franz Naegele. Bei einem durchschnittlichen Menstruationszyklus von 28 Tagen wird der Entbindungstermin wie folgt berechnet: erster Tag der letzten Regelblutung + neun Monate + sieben Tage. Heutzutage bestimmt man den Geburtstermin auch anhand des Ultraschalls.

Pica-Syndrom

Die Sucht nach „nicht essbaren" Dingen wie Erde, Steinen oder trockenem Reis. Der Name leitet sich von dem lateinischen Wort für Elster ab: Pica Pica. Elstern sind dafür bekannt, dass sie alles essen.

Soor

Eine Pilzinfektion, verursacht durch den Pilz Candida Albicans. Er sorgt für schmerzende Brustwarzen und weiße Flecken rund um den Babymund.

Steißlage

Kurz vor der Geburt hängt das Baby im Idealfall mit dem Kopf nach unten. Manche aber sitzen umgekehrt da, mit dem Po nach unten. Das nennt man Steißlage. Hebamme oder Frauenärztin können versuchen, das Kind zu drehen. Wenn das nicht gelingt, muss häufig ein Kaiserschnitt gemacht werden, da eine Spontangeburt ein zu großes Risiko ist.

Stimulieren

Eine innere „Untersuchung" durch die Hebamme, bei der sie den Muttermund „massiert". Damit versucht sie, die Geburt in Gang zu bringen.

Stillhütchen

Eine Art Schutzhülle, die man sich beim Stillen auf die Brustwarzen setzen kann, um eine Entzündung zu vermeiden.

Ultraschall

Eigentlich ein Geräusch, das so hoch ist, dass wir es nicht hören können. Es durchdringt Haut und Gewebe, prallt aber an Organen und Knochen ab, die auf diese Weise auf einem Bildschirm sichtbar gemacht werden können. Es gibt zwei verschiedene Arten von Ultraschall. Bei der einen wird dir ein Gerät auf den Bauch gelegt, sodass du nur dein Oberteil hochziehen musst. Damit die Übertragung der Schallwellen gut funktioniert, bekommst du etwas Gel oder Öl auf den Bauch geschmiert. Bei der anderen Art wird das Gerät vaginal eingeführt.

Vormilch

Beim Stillen die erste Milch, die aus der Brust kommt und den Durst löscht. Saugt das Baby weiter, schießt die Milch ein und wird langsam dicker, fetter und nahrhafter.

Zygote

Eine befruchtete Eizelle wird in den ersten zwei Wochen Zygote genannt, danach Embryo.

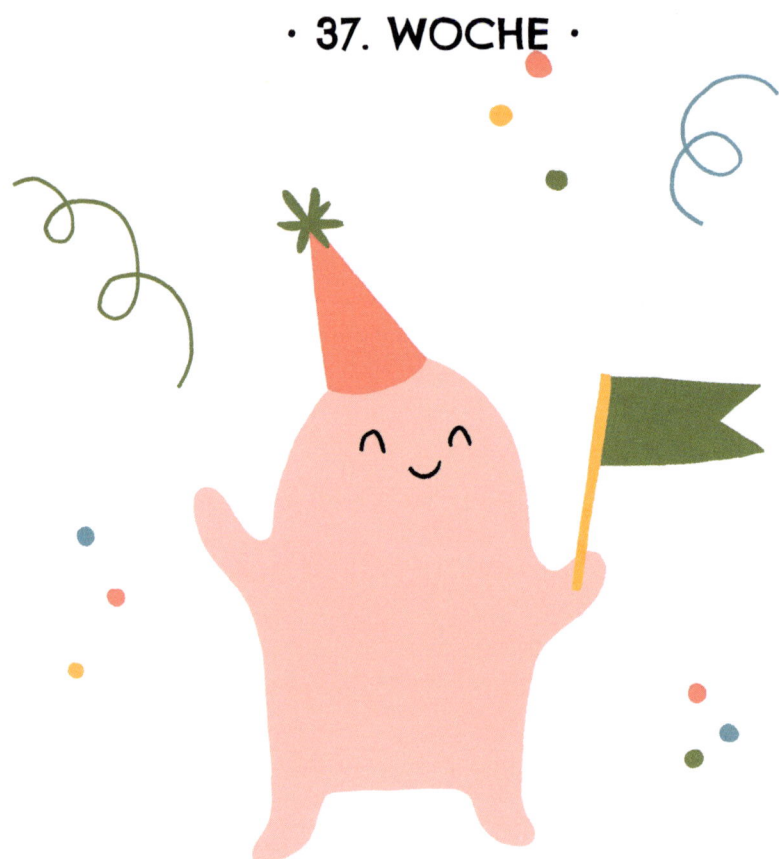

Das Kleine

Die süßen Tritte deines Babys (49 Zentimeter, 2.900 Gramm) werden langsam zu Getrampel. Aus Platzmangel nehmen die Bewegungen ab. Trotzdem wirst du dein Kind jeden Tag spüren und einen bestimmten Rhythmus erkennen. Wenn du Bedenken hast, dass es zu ruhig ist, sprich mit deiner Hebamme (niemand hält eine Schwangere für überbesorgt). Eigentlich ist das Baby jetzt fertig. Wenn es jetzt geboren wird, braucht es meist keine spezielle Unterstützung mehr.

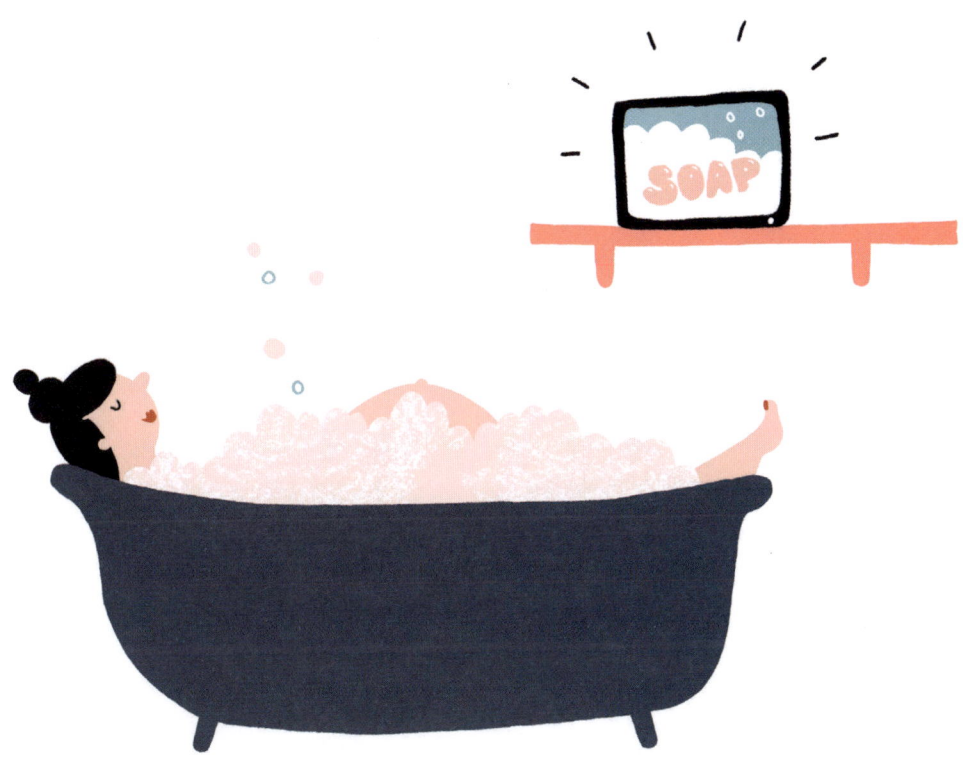

Die Große

Falls du dich langweilst, kannst du schon mal damit anfangen, dein Baby zu erziehen. Mach einfach immer dieselbe Musik an, wenn du dich aufs Sofa oder in die Badewanne legst, und bald wirst du merken, dass das Baby bei dieser Musik ganz ruhig wird. Und das kann für die Zukunft durchaus praktisch sein! Bei regelmäßigen Radio- und Fernsehprogrammen funktioniert es übrigens genauso. Wenn du dich also gern bei einer Serie entspannst, wird dein Baby bald auf die Titelmusik reagieren.

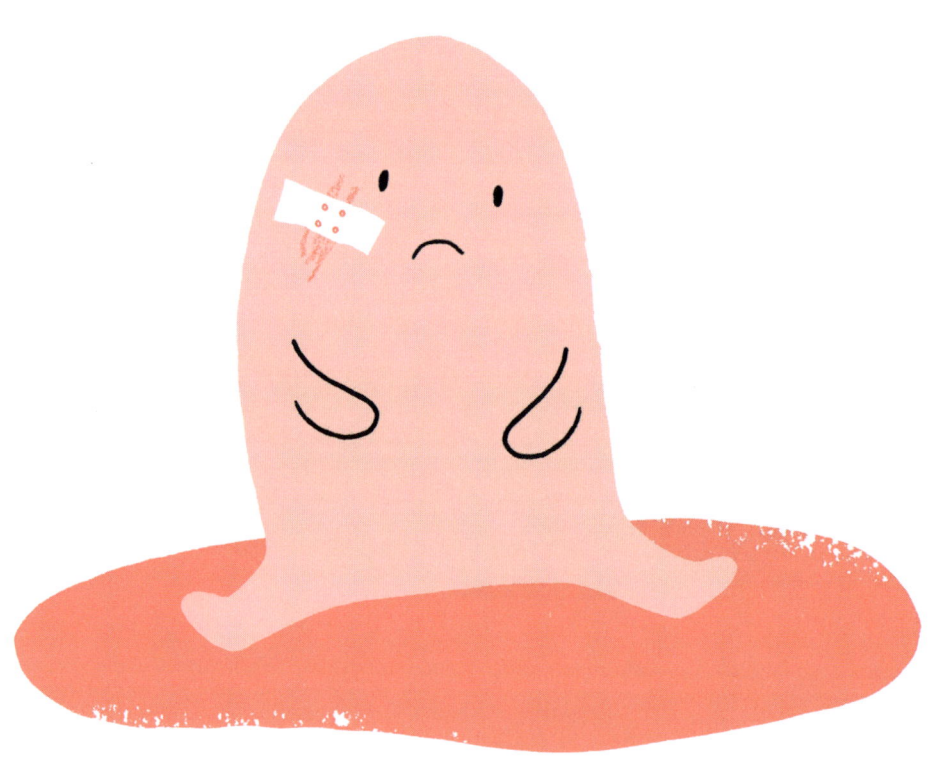

Das Kleine

Die Nägel deines Babys (50 Zentimeter, drei Kilo) mögen zwar schon recht lang sein, sind aber noch ganz weich, sodass es sich nicht wund kratzt.

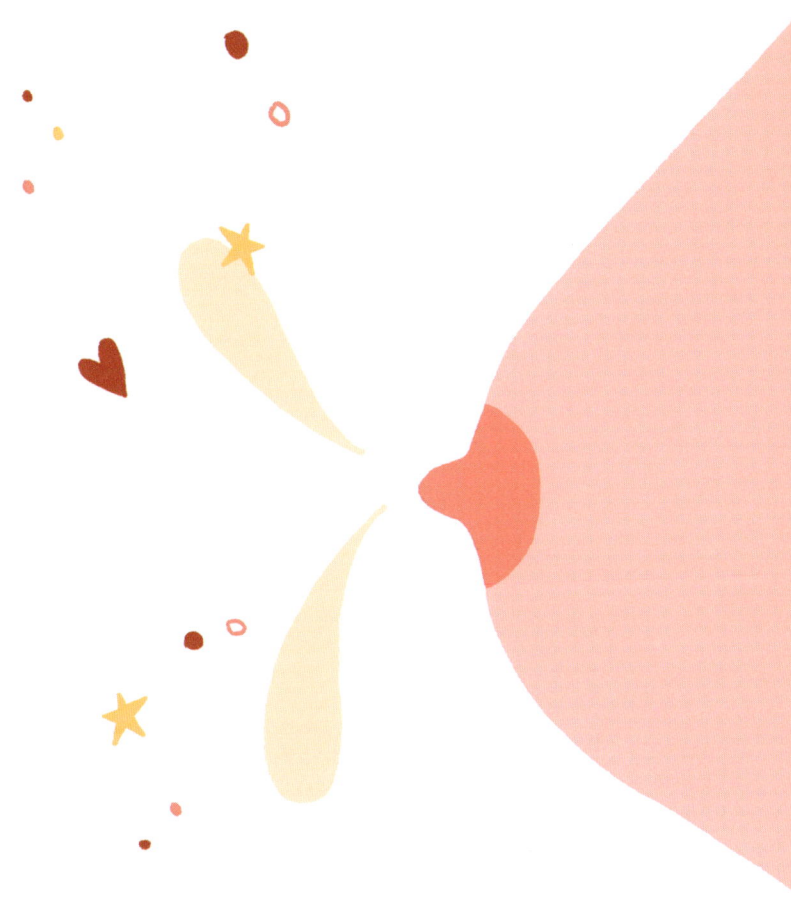

Die Große

Während der letzten Wochen der Schwangerschaft kann deine Brust eine wässrige, gelbe Flüssigkeit absondern. Dies ist ein Vorbote von dem, was dein Baby am ersten Tag nach der Geburt trinken wird. Es heißt Kolostrum und steckt voller Nährstoffe und Mineralien.

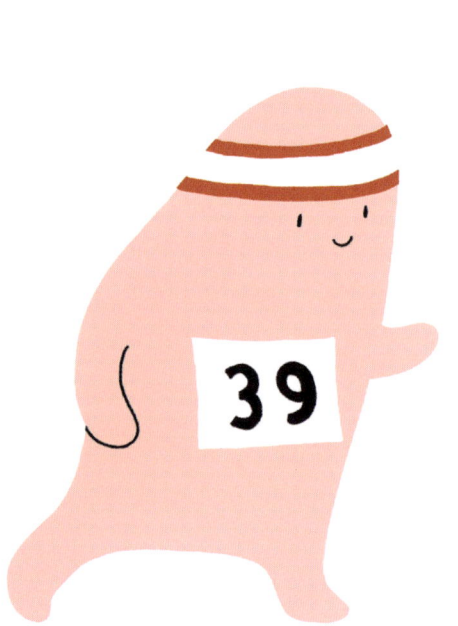 

Das Kleine

Eine Woche vor der Geburt rutscht der Kopf des Babys ins Becken der Mutter. Mit seinen 3.400 Gramm ist es startklar.

Die Große

Je dicker dein Bauch wird, desto mehr Menschen möchten ihn berühren. Deine verletzlichste Stelle! Wenn dich jemand fragt, ob er oder sie deinen Bauch berühren darf, solltest du ihn/sie aber nicht zu sehr anfahren, auch wenn es dich nervt. Das Baby braucht in deinem Bauch viel Platz, und damit es ihn bekommt, sorgen die Hormone Östrogen und Relaxin dafür, dass die Kollagenfasern in deiner Haut geschmeidiger werden und sich leichter dehnen. Wenn das zu schnell geht, entstehen Schwangerschaftsstreifen. Bei Frauen mit niedrigem Relaxinwert scheint dies häufiger vorzukommen, ohne dass man viel dagegen machen kann. Es gibt zwar Cremes, die gegen die Streifen helfen sollen, doch möglicherweise ist die leichte Massage beim Einschmieren das Wirkungsvollste daran. Wenn du ein besonders festes Bindegewebe hast, sind Schwangerschaftsstreifen für dich vielleicht gar kein Thema.

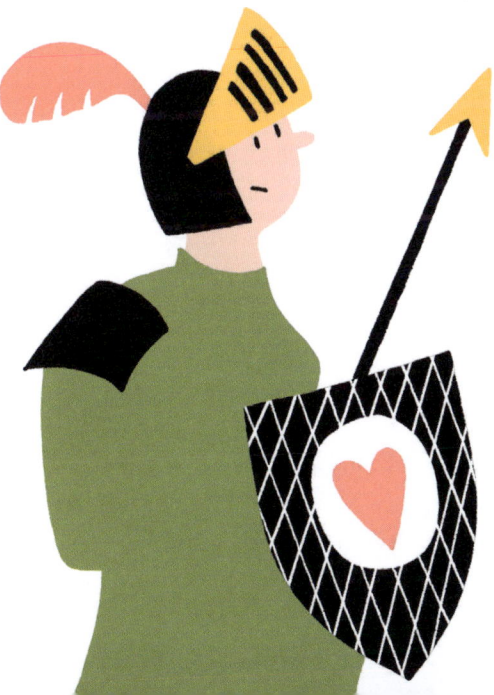

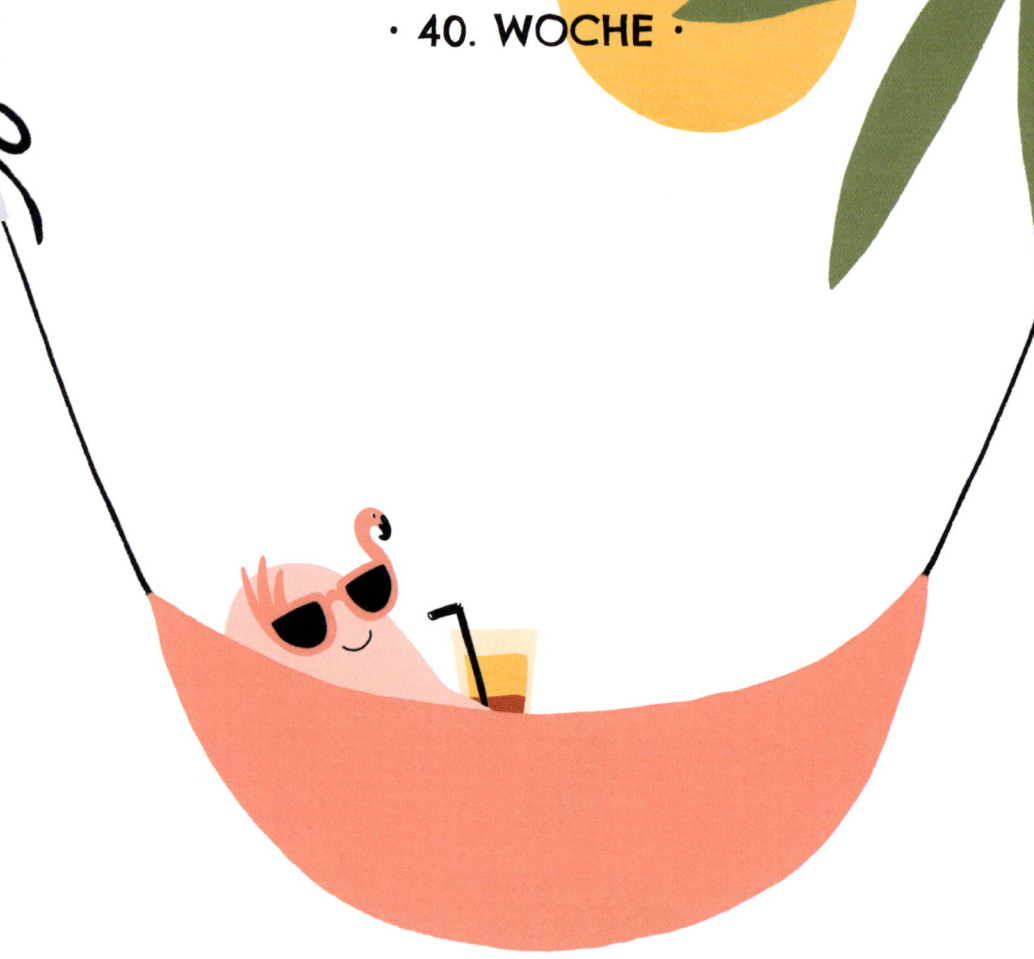

Das Kleine

Okay, dein Baby (ungefähr 3.700 Gramm) ist jetzt fix und fertig. Die Lunge kann es kaum noch erwarten, Luft zu atmen. Allerdings denken manche Babys da ganz anders drüber und möchten trotzdem noch zwei Wochen im Bauch bleiben.

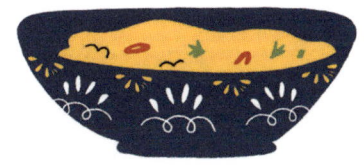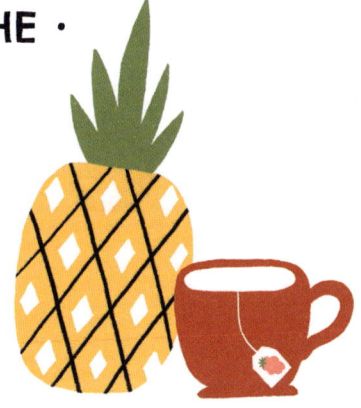

Die Große

Kann man den Geburtstermin steuern? Manchmal macht es den Eindruck. Babys scheinen auffallend oft am Geburtstag der Mutter oder der Oma geboren zu werden. Eine amerikanische Geburtenstudie erweckt den Eindruck, dass das tatsächlich kein Zufall ist. Kommen Babys also lieber an Tagen zur Welt, die der Mutter besonders gut passen? Ein kurzer Blick auf eine andere Statistik zeigt, dass am Wochenende, an Feiertagen, Weihnachten, Silvester und Neujahr deutlich weniger Kinder geboren werden als sonst. Wahrscheinlich schlicht und ergreifend, weil die Krankenhäuser an diesen Tagen nicht so gut besetzt sind und Geburten daher nur im Notfall eingeleitet werden. Dafür werden ungefähr neun Monate nach Weihnachten und Silvester auffallend viele Babys geboren. Bestimmt hast du in den letzten Tagen schon die tollsten Ratschläge gekriegt, womit du die Geburt in die Wege leiten könntest, zum Beispiel mit einem Frühstück aus Ananas und Himbeerblättertee oder einem indischen Curry. Oft sind das gute alte Weisheiten ohne wissenschaftliche Beweise. In Afrika schwören Schwangere auf Rizinusöl. In einer Studie ließ man die Hälfte der teilnehmenden Frauen unwissentlich Placebo-Rizinusöl trinken, während die andere Hälfte das echte bekam. Bei letzteren kam die Geburt etwas schneller in Gang. Rizinusöl wird aus den Samen des tropischen Wunderbaums gewonnen. Da seine Wirkung aber sehr stark abführend ist, sollte man vorsichtig sein und vorher auf jeden Fall mit einem Arzt oder einer Hebamme sprechen.

DIE GEBURT

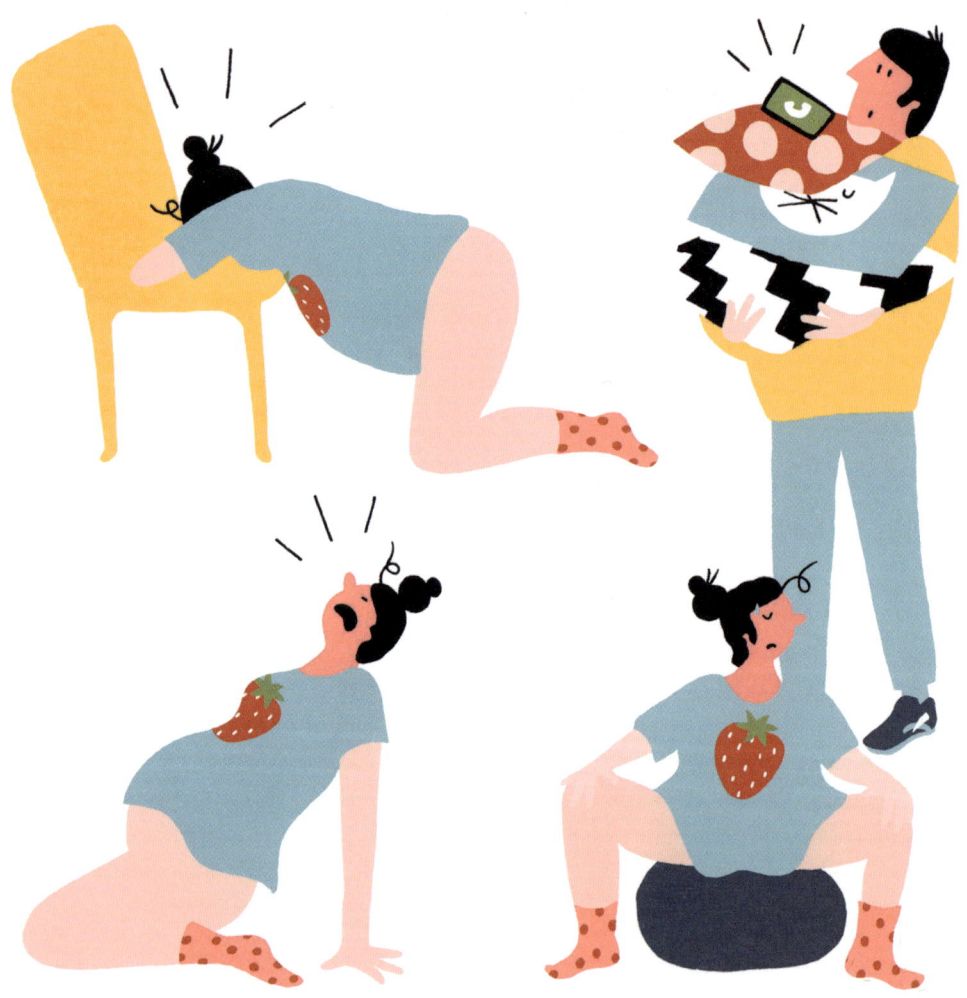

Wahrscheinlich kommt jetzt für dich nichts Neues, denn schließlich hast du in den letzten Wochen alles über die Geburt gelesen, was du in die Finger kriegen konntest. Zur Sicherheit machen wir aber noch mal einen Schnelldurchlauf. Auch wenn jede Geburt anders ist, hat sie, wenn alles normal läuft, drei Akte. Der erste Akt ist die sogenannte Eröffnungsphase, sozusagen die Vorarbeit. Der zweite ist die eigentliche Geburt. Und der dritte Akt ist die zweite Geburt, die der Plazenta.

Erster Akt: Die Eröffnungsphase

Alles beginnt damit, dass du regelmäßig Wehen bekommst. Das kann sich stundenlang hinziehen. Du schreist vor Schmerzen und hast das Gefühl, die Wehen würden dich wieder und wieder überrollen. Eigentlich glaubst du, das Kind müsse jeden Moment kommen. Doch wenn die Hebamme dich zum ersten Mal untersucht, murmelt sie oft nur, dass der Muttermund erst einen Zentimeter geöffnet ist. Damit meint sie, dass dein Körper es zwar mit all den Mühen und Schmerzen geschafft hat, mit dem Weiten des Muttermunds zu beginnen, ein Zentimeter aber viel zu wenig sei, um ein Baby durchzupressen. Es steht dir also noch jede Menge Arbeit bevor. Gut möglich, dass du diesen Teil der Geburt als besonders anstrengend empfindest. Die Gebärmutter zieht sich regelmäßig zusammen, um die Öffnung Millimeter für Millimeter zu erweitern. Und das tut weh. Der Schmerz kommt in Wellen. Am Anfang denkst du noch: Ach, geht doch! Aber die Wellen werden immer stärker, bis du schließlich an einen Punkt kommst, an dem du es wirklich nicht mehr aushältst. Gut, dass du gelernt hast, richtig zu atmen. Wenn du vergessen hast, wie das geht, hilft dir die Hebamme. Sie atmet mit dir und massiert dich. Oft ist in dem Moment, in dem du glaubst, es nicht mehr zu schaffen, das Schlimmste vorbei, und die Welle ebbt ab. Nach einer kurzen Pause kommt aber leider die nächste, die dich erneut mit Schmerzen überspült. Am Anfang sind die Wehen unregelmäßig und die Abstände groß, doch sie steigern sich, bis sie dicht auf dicht folgen. Dies ist ein Zeichen, dass die Geburt so richtig in Gang gekommen ist.

Im Winter oder auch sonst, wenn es kalt ist, dreh die Heizung hoch, nimm ein warmes Bad oder stell dich unter die Dusche. Du brauchst ein Bett, irgendeine Art Gebärhocker, etwas zum Festhalten … Dein Geburtszimmer, egal ob im Krankenhaus oder zu Hause, sollte eine Art Wehen-Empfangs-Spielplatz sein, in dem du liegen, hängen, hocken, sitzen und drücken kannst, je nachdem, wonach dir der Sinn steht. Ein warmes Bad oder eine Dusche können entspannend wirken und damit die Endorphinproduktion ankurbeln. Wenn dich dein Partner unterstützt, lässt dich das die Schmerzen ebenfalls besser ertragen.

Zweiter Akt: Die Geburt

Wenn du zu muhen beginnst wie eine Kuh, beginnt die zweite Phase. Ein sehr heftiger Pressdrang aus der Gebärmutter übermannt dich – was sich so ähnlich anfühlt, als wenn du dringend aufs Klo müsstest. Spätestens jetzt sollte unbedingt eine Hebamme bei dir sein und auch bei dir bleiben. Demnächst platzt auch sicher die Fruchtblase, sollte es noch nicht geschehen sein. Der Geruch von Fruchtwasser wird oft als mandelartig beschrieben. Manchmal ist es schon leicht grünlich, was bedeutet, dass das Baby hineingemacht hat. Wenn die Hebamme nicht dabei war, solltest du (oder dein Partner) ihr das sagen. Möglicherweise ist dies nämlich ein Hinweis darauf, dass dein Kind Stress hat. Falls du eine Hausgeburt geplant hast, könnte es sein, dass die Hebamme dich in diesem Fall doch lieber in die Klinik bringt, um den Herzschlag des Kindes während der gesamten Geburt zu überwachen.

Dass die eigentliche Geburt kurz bevorsteht, merkst du, wenn deine Geburtshelfer plötzlich ganz geschäftig werden. Vielleicht bringt jemand einen Stapel Handtücher oder trifft andere Vorbereitungen. Ab jetzt ist die Hebamme eine Art Motivationstrainer. Sie sagt dir, wann du pressen kannst, und feuert dich an: „Sehr gut gemacht, weiter pressen, ganz toll!" Irgendwann sagt sie: „Ich hab das Köpfchen schon." Damit meint sie, dass der Kopf des Babys jetzt feststeckt und nicht mehr zurückrutscht. Und das heißt, dass es nicht mehr lange dauert: Nur noch ein paar Mal pressen, dann ist der Kopf durch. Und wenn der Kopf durch ist, ist das ganze Baby durch. Mit seinem ersten Schrei entfaltet es seine Lunge. Vielleicht erwacht es in diesem Moment zum ersten Mal wirklich. Die Hebamme legt dir das Baby auf den Bauch: ein magischer Moment, sowohl für dein Kind als auch für dich. Die Temperatur deiner Haut passt sich der des Kleinen an und beruhigt es sehr schnell.

Die Hebamme klemmt die Nabelschnur mit einer Art Wäscheklammer ab. Nach einer Weile darf deine Begleitperson die Nabelschnur durchschneiden, wodurch das Baby richtig auf der Welt ist. Die körperliche Einheit von Mutter und Kind ist beendet und der Neuankömmling ist jetzt ein eigenes Wesen. Als Erstes darf er gleich einen Test ablegen: Wenn er direkt nach der Geburt laut losheult, hat er schon zwei Punkte. Wenn nicht, pustet ihm die Hebamme (oder der Arzt) kurz und kräftig ins Gesicht. Sie zählt seine Finger und Zehen, prüft seine Reflexe und die Hautfarbe. Sie fühlt den Puls, testet die Muskelspannung und schaut, ob er auf Reize reagiert. Heraus kommt ein Punktergebnis zwischen eins und zehn: der Apgar-Wert. In den meisten Fällen liegt er zwischen sieben und zehn, und das sollte er auch. Und vielleicht sagt die Hebamme zu dem Baby: „Das hast du gut gemacht. Du wärst aber bestimmt gern noch ein Weilchen drinnen geblieben, hm?"

Dritter Akt: Die Nachgeburt

Du glaubst, dass du es jetzt geschafft hast? Leider nein. Auch wenn das Baby geboren ist, ist die ganze Sache noch nicht rum. Die Plazenta muss noch ausgestoßen werden, und das geht nicht von selbst. Eigentlich ist es gar nicht so viel anders als vorher: Du bekommst wieder Wehen, hast wieder Schmerzen, musst wieder pressen und dann – flupp – wird etwas, das wie eine Rinderleber mit einem Stück Nabelschnur aussieht, geboren. Die Hebamme untersucht sie ganz genau, und wenn du willst, zeigt sie sie dir auch. Wahrscheinlich bist du so voll Oxytocin und Endorphinen, dass du alles, was du geboren hast, mit verliebtem Blick betrachtest. Wahrscheinlicher ist aber, dass die Hebamme sie vorsichtig in einen Müllsack legt. Dein Freund steht wahrscheinlich kreidebleich daneben. Es kann natürlich auch sein, dass er sich wie die Männer im Film verhält und genauso verliebt und glücklich ist wie du, wahrscheinlich aber ist er so neben der Spur, dass er einfach nur vor sich hin grinst. Dann bekommt das Baby seine erste Windel und ein Mützchen. Wichtig fürs Stillen ist, dass du es in der ersten Stunde nach der Geburt an die Brust legst. Mit ein bisschen Pech musst du vielleicht auch noch hier und da genäht werden.

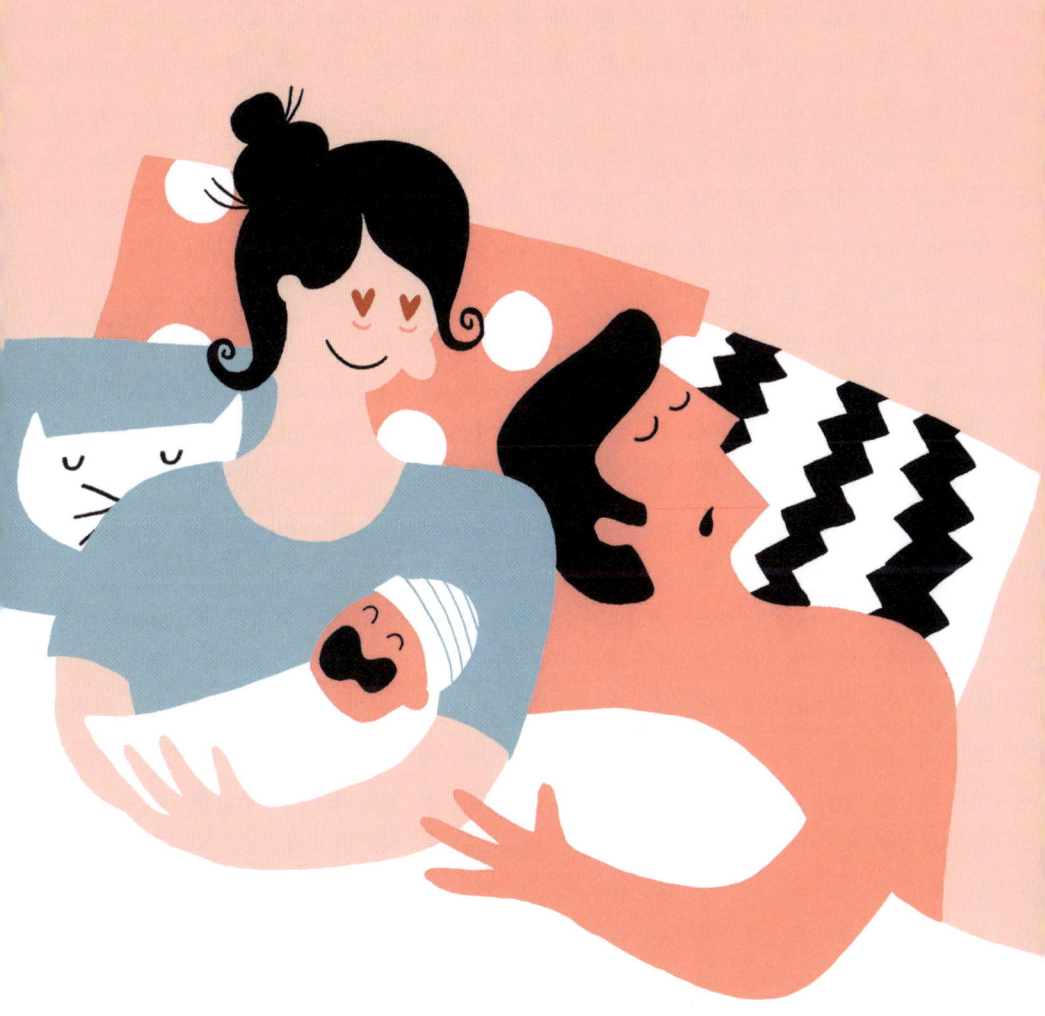

DIE KLINIKTASCHE

Wenn du im Krankenhaus entbinden möchtest, wirst du dich auf den Weg machen, sobald du regelmäßige Wehen hast. Auch während einer Hausgeburt kann die Hebamme dir raten, vorsichtshalber in die Klinik zu gehen, zum Beispiel wenn das Fruchtwasser verfärbt ist. Die Autofahrt ist ein „Riesenspaß", schließlich musst du ja deine Wehen veratmen. Eine Geburt im Krankenhaus verläuft nicht viel anders als eine Hausgeburt, aber vielleicht musst du danach noch eine Weile dortbleiben. Darum empfiehlt es sich, eine Tasche mit Zahnpasta, Nachthemd und so weiter bereitzuhalten. Wenn die Geburt schon im Gang ist, wirst du es nämlich nicht mehr schaffen, sie zu packen. Auch dein Partner nicht, der kurz vor einem Nervenzusammenbruch steht. Falls du es doch versuchst und die Tasche packst, wenn du schon Wehen hast, findest du bestimmt lauter tolle Sachen darin, nur nicht die, die du brauchst.

Auch wenn du eine Hausgeburt planst, solltest du eine Tasche packen. Wie schon gesagt, es ist möglich, dass du trotzdem im Krankenhaus entbindest. Bei einer Blutung zum Beispiel oder weil du plötzlich doch eine PDA willst oder wenn die Nachgeburt nicht kommen will. Wenn du über Nacht bleiben musst, kann in vielen Krankenhäusern auch dein Partner bei dir bleiben. Es kann also nicht schaden, wenn auch er ein paar Sachen zusammenpackt.

Vergiss auch die Babyschale fürs Auto nicht. Schließlich willst du dein Kind ja nach Hause bringen. Im Winter solltest du den Sitz mit ins Zimmer nehmen, sonst ist er für das Baby viel zu kalt.

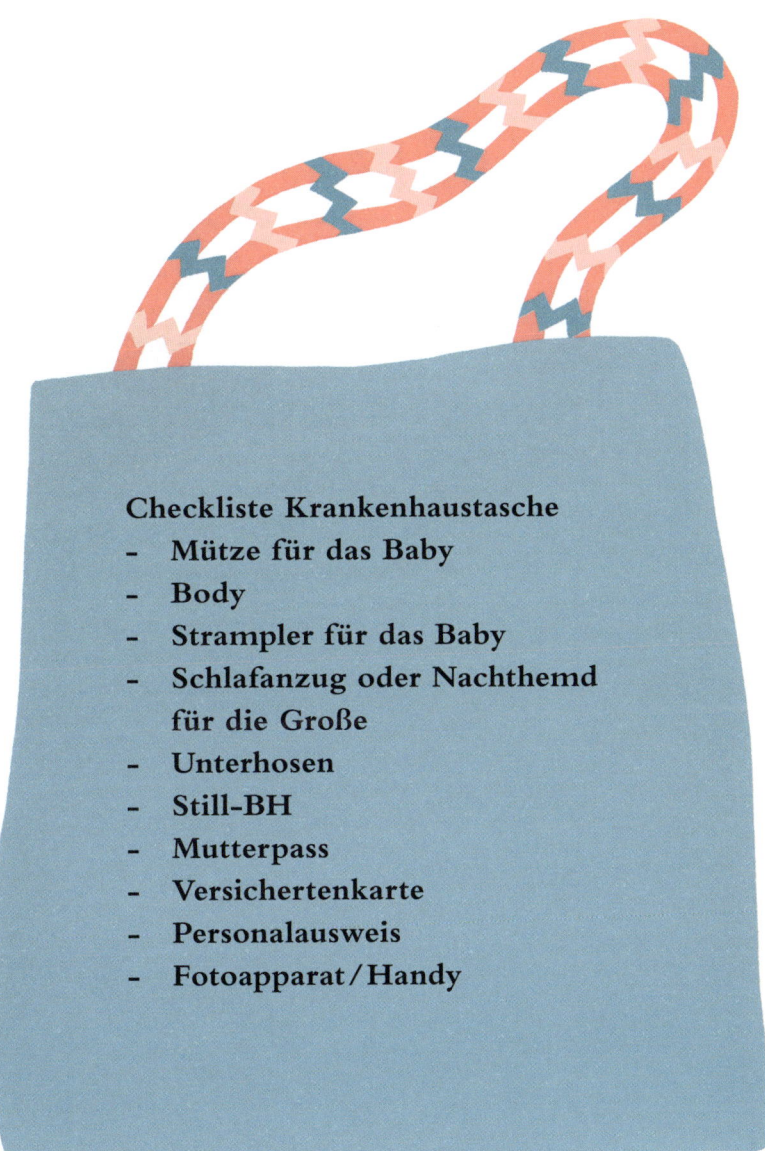

Checkliste Krankenhaustasche
- Mütze für das Baby
- Body
- Strampler für das Baby
- Schlafanzug oder Nachthemd
  für die Große
- Unterhosen
- Still-BH
- Mutterpass
- Versichertenkarte
- Personalausweis
- Fotoapparat / Handy

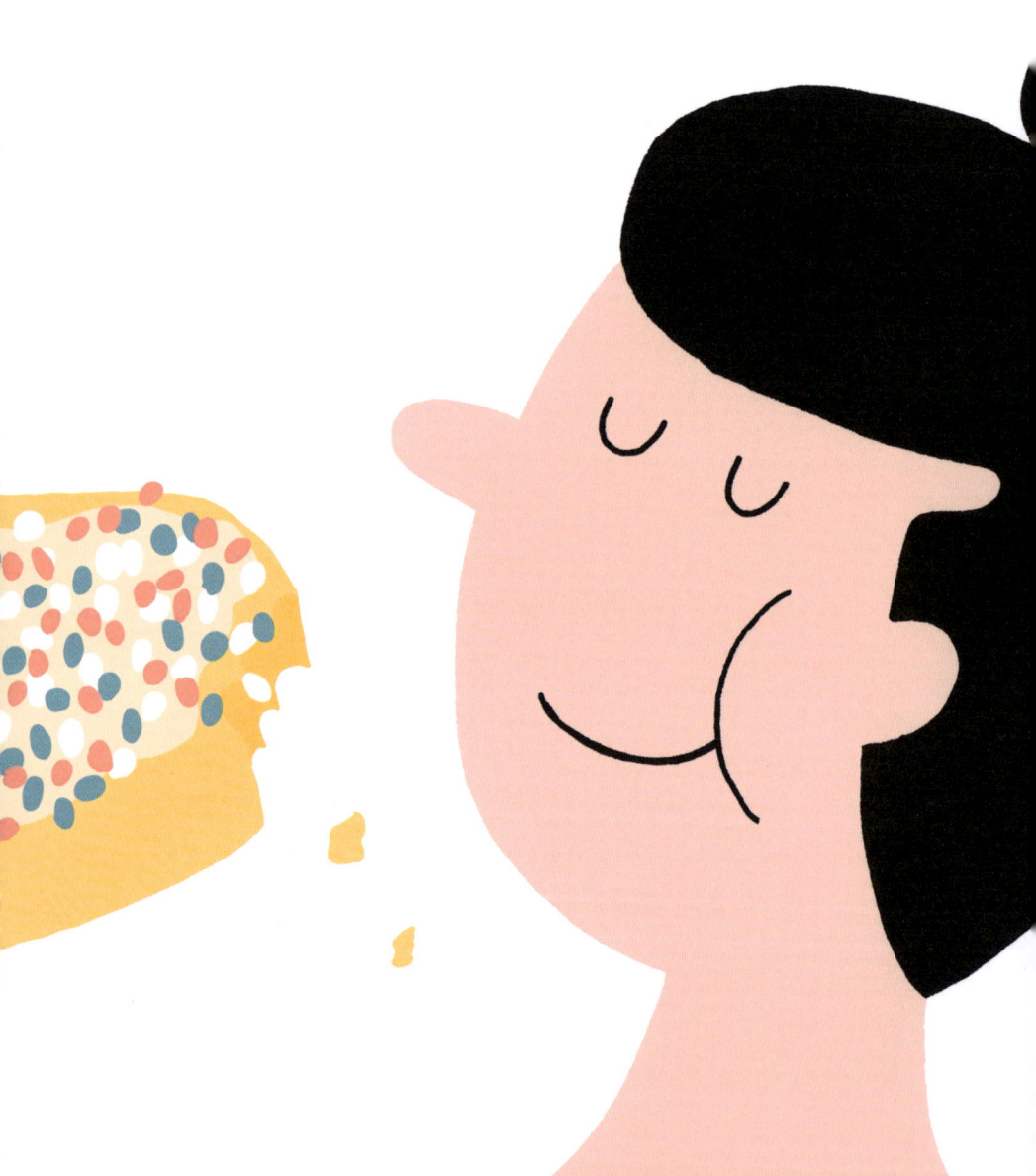

DAS WOCHENBETT

Nach der Geburt beginnt eine turbulente Zeit mit Anrufen, Geburtsanzeigen und Geschenken. Irgendwie ist es auch etwas komisch, nun plötzlich mit einem Kind dazuliegen. Mit einer Hand voll Leben. Diese winzigen Nägel und Zehen! Möglich, dass du ganz schön durcheinander bist. Und wenn dein Partner mal nicht da ist, fühlst du dich vielleicht auch verlassen und ängstlich.

Die Nachsorge-Hebamme

Eine gute Hebamme in der Nachsorge ist Gold wert. Sie ist eine Art Mutter- und Baby-flüsterer. Sie kontrolliert deinen Puls, deine Temperatur und die Nähte (falls vorhanden). Auch das Gewicht des Babys überprüft sie regelmäßig. Sie zeigt dir, wie du mit ihm umgehen musst, wie du es badest und hältst. Natürlich gibt sie dir auch Tipps fürs Stillen oder die Flaschenfütterung. Sie lässt sich von dir erzählen, wie die Geburt verlaufen ist, fragt, ob du gut geschlafen hast und wie es dir geht.

Die Hilfstruppen

Es ist schön, in dieser Zeit nicht immer nur mit dem Baby allein zu sein und auch mal mit jemandem reden zu können, wenn man unsicher ist. Wie ging das noch mal mit dem Wickeln? Soll ich das Baby zum Stillen wecken oder schlafen lassen? Vielleicht machst du auch nicht alles ganz richtig, aber irgendwie ist es schöner, zu zweit Fehler zu machen (und später darüber zu lachen) als allein.

Die ersten Besuche

An den Leuten, die dich im Wochenbett besuchen, wirst du merken, wie außergewöhnlich diese Zeit ist. Sie fallen beinahe um vor Muttergefühlen, wenn sie das Baby sehen. So klein wie jetzt ist ein Kind nur eine sehr kurze Zeit, und du wirst schnell erkennen, wie unglaublich das eigentlich ist.

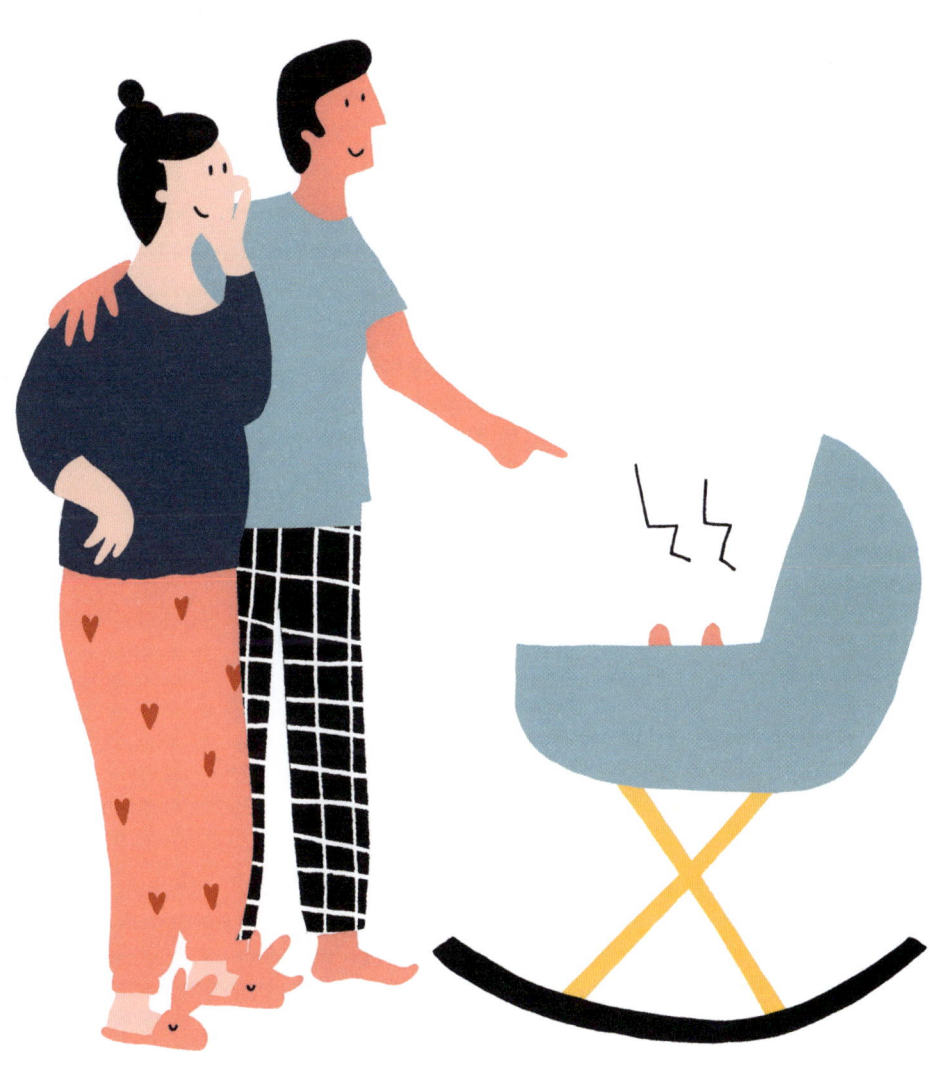

· DEINE ERSTE WOCHE ALS MUTTER ·

Das Kleine

Die Hebamme oder der Kinderarzt untersuchen das Baby noch einmal gründlich. Seine Windel füllt es beim ersten Mal mit etwas sehr Merkwürdigem, das dich nicht schocken sollte. Es heißt Mekonium und hat eine seltsame grünschwarze Farbe. Dank der winzigen Windel und dem Body kann das Mekonium über den ganzen Körper verteilt sein. Es ist massig und klebt wie Pech. Der kleine Darm hat alle Abfallstoffe und Haare, die das Baby während der Schwangerschaft geschluckt hat, aufgenommen und zu einer Art Monsterkacke verarbeitet. Aber es ist auch für etwas gut, denn es zeigt, dass der Magen–Darm-Trakt in Ordnung ist.

In den ersten zwei bis drei Tagen nach der Geburt kann das Baby etwas gelblich aussehen. Dies wird, wie gesagt, durch tote Blutzellen verursacht. Die Leber, die für die Entsorgung zuständig ist, braucht ein paar Tage, um auf Touren zu kommen. Darum verschwindet die Farbe schließlich auch wieder. Falls nicht oder falls du in Sorge bist, sprich mit der Hebamme. Am Nabel des Babys hängt noch ein Stückchen Nabelschnur, das langsam vertrocknet und schließlich abfällt. Wenn du stillen willst und das Ganze nicht gleich richtig klappt, mach dir bloß keinen Stress. Dein Baby hat sich in den letzten Wochen im Bauch ganz schön was angefuttert. Es kann ruhig ein paar Tage auf Diät.

Zwischen dem vierten und siebten Lebenstag bekommt das Baby von der Hebamme einen Piks in die Ferse, bei dem ihm Blut abgenommen wird. Dir kommt sie jetzt vielleicht wie ein Monster vor, das dein wehrloses Kind verletzt. Seine erste Wunde! Schon möglich, dass du das nicht aushältst und die Hebamme am liebsten anschreien würdest. Aber der Piks hat natürlich seinen Sinn. Das Blut wird auf siebzehn angeborene Krankheiten untersucht, die man gut behandeln kann, wenn man sie früh entdeckt. Wenn du von dem Test nichts mehr hörst, war alles in Ordnung. Auch die Ohren werden getestet. Dieses Ergebnis erfährst du sofort.

· DEINE ERSTE WOCHE ALS MUTTER ·

Die Große

In der ersten Woche schaut die Hebamme jeden Tag nach dir. Vielleicht erzählst du fürs Erste auch noch nicht allen von der Geburt. Der Besuch kann auch noch später das Haus bevölkern. Jetzt solltest du erst mal zu dir kommen und dich an den neuen Erdenbürger gewöhnen. Auch die Geburtsanzeigen haben deshalb noch Zeit. Wenn deine Freunde nach und nach vorbeischauen, kannst du deine Geburtsgeschichte immer aufs Neue erzählen. Du kriegst gar nicht genug davon. Rund um den vierten Tag nach der Geburt hast du möglicherweise einen Heultag: Es kann sein, dass dich ein tiefes Gefühl der Verzweiflung übermannt – der sogenannte Baby Blues. Keine Angst, das liegt nur an der Hormonumstellung. Nach der Geburt sinkt nämlich der Östrogenspiegel und im Gehirn steigt die Konzentration einer Substanz, die Monoaminooxidase-A (MAO-A) heißt. Neueste Untersuchungen der deutschen Biologin Julia Sacher sehen darin den Hauptgrund für Wochenbettdepressionen. Bei den meisten Frauen sinkt die MAO-A Konzentration schnell wieder, bei einigen aber bleibt sie erhöht. Die Zahl der Betroffenen ist höher, als man denkt: 13 % der Frauen leiden unter ernsthaften Depressionen und ebenso viele zeigen zumindest ein oder mehrere Symptome einer Depression. Wenn die düstere Stimmung aber mehr als ein paar Tage anhält, sollten die Alarmglocken läuten. Du brauchst dich nicht zu schämen. Willkommen im Club. Aber du solltest unbedingt etwas dagegen unternehmen, denn eine depressive Mutter kann auf die Entwicklung des Babys negativen Einfluss haben. Auch dir selbst tust du einen großen Gefallen, wenn du dir helfen lässt.

Das Kleine

Wenn mit dem Baby alles in Ordnung ist und du dich fit fühlst, ist es für euch beide Zeit für einen Spaziergang, auch im Herbst oder Winter. Es mag dir komisch vorkommen, einen Kinderwagen zu schieben, aber du wirst bald feststellen, dass es für die anderen Leute ein ganz normaler Anblick ist. Oft wird jemand in den Wagen schauen, meistens Leute, die selber auch Kinder haben. Kein Wunder, so klein wie jetzt ist dein Baby nur eine sehr kurze Zeit. Eine Zeit, an die du dich dein Leben lang als etwas ganz Besonderes erinnern wirst.

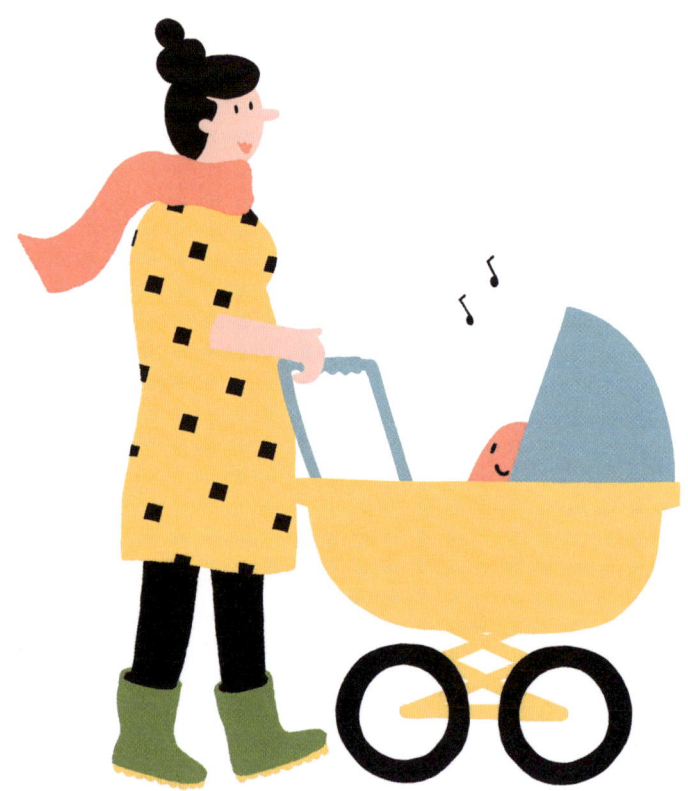

· DEINE ZWEITE WOCHE ALS MUTTER ·

Die Große

Falls du Probleme mit dem Stillen hast, ist deine Hebamme die erste Ansprechpartnerin. Bisher hat sie dich regelmäßig besucht, langsam aber wird es Zeit für ein Abschlussgespräch. Dabei wird sie dir genauso wie der Kinderarzt ans Herz legen, deinem Kind Vitamin D und Vitamin K zu geben (wichtig für die Blutgerinnung). Und sie wird mit dir über Verhütung reden. Denn ja, auch wer stillt, kann schwanger werden.

Es wäre schön, wenn dein Partner noch eine Weile nicht arbeiten müsste. Ein paar Wochen Urlaub oder Elternzeit wären einfach großartig. In den ersten Wochen gibt es so viel Neues, dass man die Zeit mit jemandem teilen sollte. Außerdem hat der Mann das Kind nicht neun Monate im Bauch getragen. Das Band zwischen den beiden muss noch wachsen, und das geht am besten, wenn sie viel Zeit miteinander verbringen. Und auch wenn es dir schwerfällt, solltest du den Vater mit dem Kind öfter mal allein lassen. Währenddessen kannst du ein bisschen zur Ruhe kommen, und er hat die Chance, vom Sprücheklopfer langsam zu einem aufmerksamen Vater zu werden.

Auch in Zukunft brauchst du nicht auf Hilfe und Unterstützung von Fachleuten zu verzichten. Bei Stillproblemen kannst du deine Hebamme die gesamte Stillzeit über anrufen. Viele bieten auch Rückbildungskurse an, mit denen du ein paar Wochen nach der Geburt beginnen kannst. Wichtig ist ein guter Kinderarzt, der dein Baby in den nächsten Jahren bei den empfohlenen Untersuchungen genau anschauen wird. Natürlich ist er auch der erste Ansprechpartner bei Krankheiten oder wenn dir dein Kind Sorgen bereitet.

IMPRESSUM

Danksagung
Herzlichen Dank an Tineke Okma, die den Text durchgesehen und viele Verbesserungs-
vorschläge gemacht hat. Ebenso an Annemarieke, Bram, Wickie und Pleuntje, durch die
ich miterleben durfte, wie es ist, ein Baby neun Monate lang bis zur Geburt heranwachsen
zu sehen.

ISBN 978-3-649-66928-9
© 2015 Uitgeverij Snor, Utrecht, Nederland. All rights reserved
© 2016 Coppenrath Verlag GmbH & Co. KG, Hafenweg 30, 48155 Münster, Germany
Konzept: Uitgeverij Snor
Text: Gerard Janssen
Grafik und Illustrationen: Ilse Weisfelt, www.ilseweisfelt.com
Übersetzung: Sonja Fielder-Tresp
Alle Rechte vorbehalten

www.coppenrath.de
Printed in Germany